残疾人
心理健康百问

闫洪丰　主编

中国盲文出版社

图书在版编目（CIP）数据

残疾人心理健康百问：大字版 / 闫洪丰主编 . —北京：中国盲文出版社，2020.8

ISBN 978-7-5002-9265-4

Ⅰ . ①残… Ⅱ . ①闫… Ⅲ . ①残疾人—心理健康—问题解答 Ⅳ . ① R395.6-44

中国版本图书馆 CIP 数据核字（2019）第 251686 号

残疾人心理健康百问

主　　编：闫洪丰
责任编辑：顾　盛
出版发行：中国盲文出版社
社　　址：北京市西城区太平街甲 6 号
邮政编码：100050
印　　刷：东港股份有限公司
经　　销：新华书店
开　　本：710×1000　1/16
字　　数：81 千字
印　　张：11
版　　次：2020 年 8 月第 1 版　2020 年 8 月第 1 次印刷
书　　号：ISBN 978-7-5002-9265-4 / R·1206
定　　价：34.00 元
销售服务热线：（010）83190520

编委会

主　编：闫洪丰

副主编：李康震

委　员：王　倩　　王稀君　　刘　蓓

　　　　黄　铮　　周　芮

卷首语

近年来，社会经济水平迅速发展，人们的物质条件不断得到提升，但同时心理问题日渐凸显，心理健康也不断被国家和个人所重视。心理健康，不仅关系着个人的健康快乐、家庭的幸福美满，也关系着社会的和谐发展。而残疾人作为一个特殊群体，其产生的心理问题较健全人而言，可能更具有多样化和特殊性，更需要尊重和关心。

党的十八大以来，以习近平同志为核心的党中央十分关心残疾人群体，高度重视残疾人事业，对残疾人格外关心、格外关注，提出了"中国梦，是民族梦、国家梦，是每一个中国人的梦，也是每一个残疾人朋友的梦"、"2020 年全面建成小康社会，残疾人一个也不能少"的明确要求。这是全面建成小康社会决胜阶段，做好残疾人工作的思想武器、基本遵循和强大动力。

出于关心残疾人心理，并为了维护残疾人心理健康，从而达到社会和谐，特编撰此书。本书共有基础篇、个人篇、家庭篇和社会篇四部分，通过理论到实践、个人到社会的过渡，为残疾人朋友普及心理知识、提供心理问题解决办法，旨在帮助广大残疾人朋友了解科学心理学，掌握基本的心理调适方法，积极应对生活和工作中的困难，从而创造出美好的人生！本书为面向残疾人群众的科普读物，部分资料来源于互联网、中国知网、出版物等公开渠道，如有侵犯作者著作权，请及时与我们联系，我们将及时更正或删除。

目　录
CONTENTS

第一部分　基础篇

第二部分 个人篇

第三部分　家庭篇

第四部分 社会篇

第一部分

基 础 篇

1. 什么是心理学？

心理学（Psychology）一词来源于希腊文，意思是关于灵魂（Psyche）的科学（–ology）。随着科学的发展，心理学的研究对象由灵魂改为心灵。1879 年，德国著名心理学家冯特在德国莱比锡大学创建了世界上第一个心理学实验室，这被看作是心理学脱离哲学的怀抱、走上独立发展道路的标志。

简单地说，心理学是研究个体心理和行为过程发生、发展和活动规律的一门科学，它既是理论学科，又是应用学科。心理学的发展，对人类社会具有深远影响。

2. 你知道心理学的发展历程吗？

德国著名心理学家艾宾浩斯说过："心理学有一个长的过去，但却只有一个短的历史。"这句话准确地概括了心理学发展的历史事实。

19 世纪以前，心理学一直隶属于哲学的范畴。直到 19 世纪中叶心理学研究引进了实验的方法，才使其成为一门实证科学，并最终从哲学中分化出来成为一门独立的学科。1879 年，德国心理学家冯特在德国莱比锡大学建立了世界上第一个实验心理学实验室，这标志着科学心理学的诞生。

19 世纪末 20 世纪初，心理学的研究呈现出百花齐放、百家争鸣的局面。当时出现了以冯特、铁钦纳为代表的结构主义学派；以詹姆斯、杜威、安吉尔为代表的机能主义学派；以华生、托尔曼、斯金纳为代表的行为主义学派；以魏特墨、考夫卡、苛勒为代表的格式塔学派；以弗洛伊德、阿德勒、荣格为代表的精神分析学派等等。这些学派的基本理论观点不同，研究的范围和方法不同，却都想以自己的理论体系来统帅整个心理学，于是形成长期的争论和对峙。

到了 20 世纪 30 年代，有些学派萎缩了，有些学派发展了，新行为主义和新精神分析（心理动力学）学派成为两个比较有影响力的学派。第二次世界大战后，新的心理学思想不断涌现，它们以新的思潮或发展方向影响着心理学的各个研究领域，从而加强了心理学研究的整合趋势。其中最具影响的有新出现的人本主义心理学，成为与精神分析和行为主义学派并驾齐驱的心理学"第三势力"，它反对用机械论和还原论的观点研究人，主张心理学应是人性化的心理学，强调研究人的本性、价值、尊严、潜能和自由。

与此同时，认知心理学成为心理学研究的新方向，它认为人的行为主要由认识活动决定，强调心理学应重点研究人类认识的信息加工过程。在 20 世纪，计算机和脑成像技术的出现给心理现象和心理过程的研究带来了革命。

20 世纪末西方心理学界兴起一股新的研究思潮，即积极心理学（Positive Psychology）运动。积极心理学的创始人是美国当代著名的心理学家马丁·塞里格曼·谢尔顿和劳拉·金，他们认为心理学不仅仅是关于疾病或健康的科学，也是关于工作、教育、爱、成长和幸福的科学，将积极心理学定义为"致力于研究普通人的活力与美德的科学"。

随着更深入的技术更新和理论的完善，心理学将会有更加美好的前景。

3. 心理学研究的领域有哪些？

从根本上说，心理学的研究领域可以分为"基

础"和"应用"两大方向。一般来说，探索心理学
基本原理和心理现象一般规律的心理学，包括心理
结构及生理基础、感知觉与注意、学习与记忆、思
维与言语等，这些属于基础研究范围；研究心理学
基本原理和规律在实际生活中应用的心理学，包括
临床医学、学校教育组织管理、工业工程等，这些
属于应用研究范围。

下图列出了心理学的主要研究领域及相关的
学科。

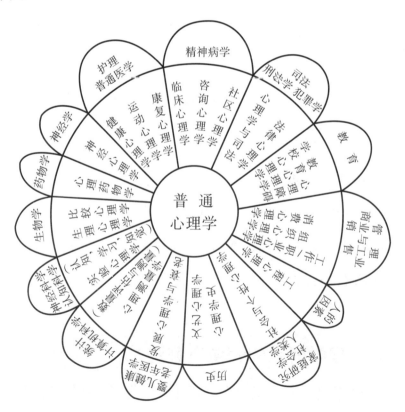

4. 你了解"积极心理学"吗?

幸福的奥秘是什么?现代人为什么经常不快乐?怎样保持生命的最佳状态?怎样拥有一种精神积极、充满乐观和散发活力的心灵状态?积极心理学为我们揭示了与传统心理学不同的心灵世界。相信你在了解了这一理论后,一定能超越自身的不快乐、狭隘、愤怒、嫉妒、恐惧、焦虑等消极心态,以更积极的、更有建设性的情绪来面对生活的挑战。

具体就研究对象而言,积极心理学的研究分为三个层面:

(1)在主观的层面上,研究积极的主观体验:幸福感和满足(对过去)、快乐和幸福流(对现在),希望和乐观主义(对未来)以及它们的生理机制和获得的途径。

(2)在个人的层面上,研究积极的个人特质:爱的能力、工作的能力、勇气、人际交往技巧、对美的感受力、毅力、宽容、创造性、对未来的关注、灵性、天赋和智慧,目前这方面的研究集中于这些品质的根源和效果上。

(3)在群体的层面上,研究公民美德和使个体成为具有责任感、利他主义、有礼貌、宽容和有职业道德的公民的社会组织，包括健康的家庭、关系良好的社区、有效能的学校、有社会责任感的媒体等。

5. 心理健康的标准是什么？

心理健康状态与非健康状态的区分标准一直是心理学界讨论的话题，国内外不少心理学学者根据各自研究调查的结果提出了多种心理健康标准。在第三届国际心理卫生大会上，"心理健康"被定义为："在身体、智能以及情感上，在与他人的心理健康不相矛盾的范围内，将个人心境发展成最佳的状态。"

心理健康简捷的评价方法是从本人、他人和社会功能状况三方面分析：

（1）本人不觉得痛苦：即在一个时间段中（如一周、一月、一季度或一年）快乐的感觉大于痛苦的感觉。

（2）他人不感觉到异常：即心理活动与周围环境相协调，不出现与周围环境格格不入的现象。

（3）社会功能良好：即能胜任家庭和社会角色，能在一般社会环境下充分发挥自身学习、工作和社交等能力，并利用现有条件（或创造条件）实现自我价值。

6. 心理问题有哪些类别？

根据对心理健康的定义，按照程度的不同，可以将个体心理问题的类型划分为三类：发展性心理问题、适应性心理问题与障碍性心理问题。

发展性心理问题，主要是指个体自身不能树立正确的自我认知，特别是对自我能力、自我素质方面的认知，其心理素质及心理潜能没有得到有效、全面的发展。发展性心理问题的解决重在帮助个体提高心理素质、健全人格，通过有针对性的教育和训练，培养其良好的心理素质，塑造健康、完整的人格，使其成为适应现代社会需要的合格个体。

适应性心理问题是个人与环境不能取得协调一致所带来的心理困扰。可以通过发掘资源、利用其潜在积极因素解决问题，或者通过努力改善环境，让个体达成良好的适应状态。

障碍性心理问题有时候也称为"心理障碍""心理疾病"。当个体遭遇人际关系的严重冲突、重大挫折、重大创伤或面临重大抉择时，一般都会表现出情绪焦虑、恐惧或者抑郁，有的表现为沮丧、退缩、自暴自弃，或者异常愤怒甚至出现冲动报复的行为；有的存在过度应用防卫机制来自我保护，且表现出一系列适应不良的行为。如果长期持续的心理障碍得不到适当的调适或疏导，就容易出现精神疾病，导致出现比较严重的后果。

7. 哪些人容易产生心理问题？

（1）心理活动的固有节律经常处在紊乱状态的人。

（2）自我意识水平低、思想不能集中的人。

（3）易受暗示的人。这类人的情绪和思维很容易随环境变化，精神活动不太稳定。

（4）对于精神刺激的抵抗能力低的人。这类人可能因为一次精神刺激而导致反应性精神病或癔症。

（5）心理耐受力低的人。心理耐受力就是长期耐受精神刺激的能力。

（6）心理康复能力水平低的人。从创伤刺激中恢复到往常水平的能力，称为心理康复能力。

（7）心理自控力低的人。当一个人心理自控力高时，他的心理活动会十分自如，情感的表达恰如其分，辞令通畅、仪态大方，不过分拘谨，不过分随便。

（8）自尊水平不稳定的人。这是指不是盲目地自信，就是盲目地自卑。

（9）不能与人正常交往的人。社会交往的剥夺往往会导致精神崩溃，出现种种异常心理。

（10）环境适应力差的人。当生活环境条件突然变化时，一个人如果不能采取各种办法去适应，往往会产生各种心理问题。

8. 什么是心理咨询与心理治疗？

心理咨询是在良好的咨询关系基础上，经过专业训练的临床与咨询心理学专业人员，运用咨询心理学理论和技术，帮助有心理困扰的求助者，以缓解或消除其心理困扰，促进其心理健康与自我发展。心理咨询侧重一般人群的发展性咨询。

心理治疗是在良好的治疗关系基础上，由经过专业训练的临床与咨询心理学专业人员，运用临床心理学有关理论和技术，帮助与矫治心理障碍患者，以缓解或消除其心理障碍或问题，促进其人格向健康、协调的方向发展。心理治疗侧重心理评估和心理疾病、人格障碍的治疗。

9. 什么情况下可以尝试心理咨询？

（1）当你在某些时候觉得孤独想找人倾诉或宣泄情绪时。

（2）当你的工作、生活、情感压力过大，例如面对失恋、工作挑战太大、人际关系一直遭遇挫折、对职业规划和个人发展感到迷茫困惑等，令你在一段时间内都觉得身体不适、焦虑不安、容易发火、心情忧郁，并且经常失眠难以维持正常社会功能时。

（3）当你的家庭婚姻、亲子关系出现问题，如夫妻或亲子间交流困难、在平衡家庭与工作面临困难时。

（4）当你对于某些特定的物体（例如昆虫、血液等）或场景（高处、广场、密闭空间、社交场合等）或没有特定对象场景的情况下，产生极其强烈的恐惧情绪，甚至心跳加速，呼吸困难，主动采取回避的行为时。

（5）当你的某些行为，例如洗手、关煤气，表现出十次以上的反复或异常，或者当你对于某一事物的思维反复出现却无法摆脱，并且这样的情况已经持续了一段时间，并给你带来显著痛苦，甚至明显干扰日常活动时。

（6）当你遇到丧偶、被非礼、人身威胁、离婚、自然灾害等突发事件之后一个月仍持续被这些事件的记忆所干扰，甚至经常做噩梦、哭泣时。

10. 心理咨询真的有作用吗？

心理咨询是心理咨询师运用心理学理论和方法，通过语言、文字、音乐、绘画等方式，给来访者以帮助、启发和指导的过程。目的在于帮助来访者消减和避免不良心理因素的影响，并产生认识、情感和态度上的变化，帮助来访者应对、解决在工作、学习、生活等方面出现的疑难心理问题，从而让他们更好地适应环境、发展自我、增进心理健康。

心理咨询按咨询对象人数的多少可以分为：个体咨询和团体咨询。个体咨询是一位心理咨询师为单个来访者咨询；团体咨询是将具有同类问题的来访者组成小组，进行共同讨论、指导或矫治，如戒烟、抑郁症、婚恋问题团体咨询。

心理咨询按方式主要分为：门诊咨询、邮件咨询、网络咨询和电话咨询。

11. 你了解感觉、知觉和错觉吗？

从心理学的角度来讲，感觉就是个体接受刺激的反应表现。先是由具有生理功能的感觉器官接受刺激，如：视觉、听觉、嗅觉、味觉、肤觉、触觉、痛觉、温觉、冷觉等等，继而将原本属于物理性质的刺激迅速转化为生理感受，再经神经传导至大脑，成为心理性的信息，从而使得个体对环境中的刺激有所知、有所感，并对这些所知、所感做出适当的反应，再转化成新的外显的行动。

在心理学上，感觉只是觉察到刺激的存在，并立即分辨出刺激的个别属性。而较为复杂的另一个层次是，不仅能察觉到刺激的存在及其重要属性，而且知道该刺激所代表的意义，此一层次为知觉。也就是说，感觉的层次较低，以生理为基础的感觉器官受到外在刺激，具有较大的普遍性，因而也有较小的个别差异。知觉虽以感觉为基础，但其所知所觉比感觉更广；而且不以现实环境中的刺激为限。知觉经验的获得，多半是多种感觉的统合，甚至在统合中也包含着当时的心情，过去的记忆、体验与学得的经验，以及你的价值观等元素。因此，知觉是更高水平的认知加工过程。

对同一引起知觉的刺激情境，表现在各人的知觉判断时，就会有很大的个体差异。一旦当事人对实际的所见所闻进行扭曲或错误的解释时，便会产生错觉。错觉现象看起来荒谬，但也是人人都会遇到的正常现象。

12. 神经症、神经病和精神病是一回事吗？

在日常生活中，人们开玩笑或者骂人时经常使用"神经病"这个词，其实，人们心里想表达的内容主要是"精神病"方面的涵义。一般的人不大清楚神经病、神经症、精神病三者之间到底有何不同，有时甚至以为它们是一回事。其实，这三个概念有很大的区别。

（1）神经病，指神经系统发生的器质性病变。根据神经所在的位置和功能不同，可以把神经系统分为中枢神经系统和周围神经系统；根据神经所支配的对象的不同，又可以把神经系统分为躯体神经和内脏神经。神经病指中枢与周围神经或者说内脏神经与躯体神经表现出解剖学上的病理特征，其主要特征是神经系统发生器质性病变。

（2）神经症，又称神经官能症、心理症或精神神经症，是一类轻度心理障碍的总称。神经症主要由心理因素引起，基本上都是主观感觉方面不良，没有相应的器质性损害。表现为当事人一般社会适应能力保持正常或所受影响不大；有良好的自知力，对自己的不适有充分的感受，一般能主动求治。

（3）精神病，指严重的心理障碍。患者的认知、情感、意志、动作行为等均可出现持久的明显的异常，不能正常地学习、工作、生活；动作行为难以被一般人理解，显得古怪；在病态心理的支配下，可能有自杀或攻击、伤害他人的举动；有程度不等的自知力缺陷，患者往往对自己的精神症状丧失判断力，认为自己的心理与行为是正常的，拒绝接受治疗。

13. 人的气质有几种类型？

西方医学奠基人、古希腊著名医生希波克拉底认为，人的肌体是由血液、黏液、黄胆和黑胆这四种体液组成的。这四种体液在人体内的混合比例是不同的，从而使人具有不同的气质。他将人分为四种气质类型：胆汁质、多血质、黏液质和抑郁质。

（1）胆汁质类型的人情绪体验强烈，爆发迅猛，平息快速，思维灵活，精力旺盛，勇敢果断，热情直率，朴实真诚，行动敏捷，生气勃勃，刚毅顽强；但这种人遇事经常欠思量，鲁莽冒失，易感情用事，争强好胜，刚愎自用。这类人适宜选择那些环境不断变化、不断有新活动新内容的工作，如对外管理工作、外交工作、驾驶员、律师、运动员、冒险家、新闻记者、军人、公安干警、记者、图案设计师、业务员、营销员等外向型的职业。

（2）多血质类型的人感情丰富、外露，思维敏捷，活泼好动，热情大方，善于交际，行动敏捷，适应力强；他们的弱点是缺乏耐心和毅力，稳定性差，容易见异思迁。这类人适宜从事与人打交道的职业，如心理咨询师、导游、推销员、节目主持人、演讲者、外事接待人员、市场调查员、监督员等等。

（3）黏液质类型的人情绪平稳、表情平淡，考虑问题细致周到，安静稳重，沉默寡言，自制力强，耐受力比较高，内刚外柔；但这种人的行为主动性较差，缺乏生气，行动迟缓。这类人适宜做需要持久耐心的细致工作，如财务管理、外科医生、法官、出纳员、会计、话务员和播音员等。

（4）抑郁质类型的人情绪体验深刻、细腻，多愁善感，思维敏锐，踏实稳重，自制力强；但他们行动缓慢，不善交际，软弱胆小，优柔寡断。这类人适宜选择校对、统计、打字、秘书、化验等工作。

在现实生活中，并不是每个人的气质都能归入某一气质类型。除少数人具有某种气质类型的典型特征之外，大多数人都偏于中间型或混合型，也就是说，不仅具有某一类型的特点，同时又具有其他气质类型的一些特点。气质本身没有好坏之分，也不能决定一个人的社会价值和贡献大小，我们了解自己的气质类型，知道自己以前惯用的行为模式，今后在日常工作生活中，就可以扬长避短。

14. 性格与人格有何差异？

人格（Personality）一词，最初源于古希腊语"Persona"，原意为演员在舞台上戴的面具，面具随人物角色的不同而变换，体现了角色的特点和人物性格，与我们今天戏剧舞台上不同角色的脸谱相类似。后来心理学沿用面具的含义，转译为人格。

人格是一个人各种心理特性的总和，也是各种心理特性的相对稳定的组织结构，在不同的时间和地点，它都影响着一个人的思想、情感和行为，使个体具有区别于他人的、独特的心理品质。它包括多种成分，如性格、气质、认知水平、能力等。

性格是人格的重要组成部分，指由人对现实的态度和行为方式所表现出来的心理特性，它是人格的主体。人们在日常生活中经常说的一个人"勇敢"或"怯懦"、"勤奋"或"懒惰"，就是在说这个人的性格特征。

15. 情商与智商哪个更重要？

智商就是智力商数（Intelligence Quotient），是通过一系列标准化测验测量人在其年龄段的智力发展水平。智力也叫智能，是人们认识客观事物并运用知识解决实际问题的能力。

智力包括多个方面，如观察力、记忆力、想象力、分析判断能力、思维能力、应变能力等。智商分类有比率智商和离差智商，离差智商也就是我们常说的 IQ。比如说，两个年龄不同的成年人，一个人的智力测量得分高于同龄组分数的平均值，另一个的测验分数低于同龄组的平均值，那么我们就得出这样的结论：前者的 IQ 比后者高。目前大多数智力测量都用离差智商（Deviation IQ）来表示一个人的智力水平。

情商是近年来心理学家们提出的与智力和智商相对应的概念，主要反映的是人在情感表达、情绪识别和管理等方面的能力。总的来讲，人与人之间的情商并无明显的先天差别，更多与后天的培养息息相关。

16. 情绪、情感是一回事吗？

我们一直将情绪和情感作为一个统一的心理过程来讨论，但从产生的基础和特征表现上来看，二者有所区别。

（1）情绪出现较早，多与人的生理性需要相联系；情感出现较晚，多与人的社会性需要相联系。婴儿一生下来，就有哭、笑等情绪表现，而且多与食物、水、温暖、困倦等生理性需要相关；情感是在幼儿时期，随着心智的成熟和社会认知的发展而产生的，多与求知、交往、艺术陶冶、人生追求等社会性需要有关。因此，情绪是人和动物共有的，但只有人才有情感。

（2）情绪具有情境性和暂时性；情感则具有深刻性和稳定性。情绪常由身旁的事物所引起，又常随着场合的改变和人、事的转换而变化。所以，有的人情绪表现为喜怒无常，很难持久。情感可以说是在多次情绪体验的基础上形成的稳定的态度体验，如对一个人的爱和尊敬，可能是一生不变的。因此，情感特征常被作为人的个性和道德品质评价的重要方面。

（3）情绪具有冲动性和明显的外部表现；情感则比较内隐。人在情绪左右下常常不能自控，高兴时手舞足蹈，郁闷时垂头丧气，愤怒时又暴跳如雷。情感更多是内心的体验，深沉而且久远，不轻易流露出来。

情绪和情感虽然不尽相同，但却是不可分割的。因此，人们时常把情绪和情感通用。一般来说，情感是在多次情绪体验的基础上形成的，并通过情绪表现出来；反过来，情绪的表现和变化又受已形成的情感的制约。当人们干一件工作的时候，总是体验到轻松、愉快，时间长了，就会爱上这一行；反过来，在他们对工作建立起深厚的感情之后，会因工作的出色完成而欣喜，也会因为工作中的疏漏而伤心。由此可以说，情绪是情感的基础和外部表现，情感是情绪的深化和本质内容。

17. 什么是心理催眠？

心理催眠是心理控制术的一种，隶属于心理生理学的范畴。随着时代的发展，人们的心理问题越来越多，很多时候，我们都有着自己不知道的某些方面的问题，造成我们心理问题加重，这时候，催眠也就成为探知问题根源的工具。近年来，各种形式的文学作品都涉及过心理催眠这一方面，这也给心理催眠蒙上了一层神秘的面纱。

其实在刚开始的时候，催眠术并不属于心理学的知识，而属于神学的知识。那么从神学到心理学，它都经历了什么阶段呢？其实主要有三个阶段：宗教阶段、流体学阶段以及科学阶段。在宗教阶段中，心理催眠就是指我们常说的坐禅，通常是在祭祀之前进行。经过心理学者的不断研究，经过长时间的发展与进步，最终形成了一套科学的心理体系。这就是它的发展历程。

那么，心理催眠有什么作用呢？由于催眠是使人处于类似睡眠的状态进行的一系列的辅导，所以很多人认为催眠是一种巫术，甚至有的人觉得这是一场骗局。但事实上，催眠本身可能对我们的身体有很多好处。有些经过心理催眠的人会发现自己的注意力和记忆力有所增长，思维也变得更加敏锐。

一些医生认为催眠是一项治疗手段，能够改善睡眠质量和治疗抑郁等疾病。

由于心理催眠有一定的神秘性，使得很多人对于心理催眠的理解存在误区。比如，很多人认为催眠是一种魔法，其实催眠只是一种自我暗示，令本体达到很高知觉的状态的一种行为，我们自己也可以进行简单的催眠。

18. 心理学能帮我们做什么？

（1）认识内外世界。学习心理学，可以加深人们对自身的了解。通过学习心理学，可以知道自己和他人为什么会做出某些行为，这些行为背后究竟隐藏着什么样的心理活动，以及人的个性、脾气等又是如何形成的等等。

（2）调整和控制行为。心理学除有助于对心理现象和行为做出描述性解释外，它还向我们指出了心理活动产生和发展变化的规律。人的心理特征具有一定的稳定性，同时也具有一定的可塑性。当我们发现自己存在一些不良的心理品质和习惯时，就可以运用心理活动规律，找到诱发这些行为的内外因素，积极地创造条件改变这些因素的影响，实现自身行为的改造。

（3）直接应用在实际工作上。应用心理学研究的各个分支在实际工作中可以直接起到作用。例如领导可以利用组织与管理心理学的知识激励员工、鼓舞士气；公安干警可以学习犯罪心理学，掌握罪犯的心理特征，制作心理画像，尽早破案；机关和企业可以应用 EAP（Employee Assistance Program，员工帮助计划）帮助员工更加高效地学习、工作等等。

19. 人有哪些心理活动？

心理现象又称心理活动，简称心理，是十分复杂的系统。

心理学家从人类心理的同质性出发，把个体心理从动态到相对稳态分为心理过程和个性心理两个部分。心理过程是指人的动态心理活动过程，包括人的认识过程、情绪和情感过程、意志过程；个性心理是指一个人在心理活动过程中，经常表现出来的那些比较稳定的心理倾向和心理特点。

20. 影响性格的主要因素有哪些？

性格是十分复杂的心理结构，它的任何特征都不是一朝一夕形成的，也不只是受一种因素影响而形成的。人的性格特征不是天生的，而是在先天遗传的基础上，在后天的家庭、学校和社会环境的影响以及个体自己的实践活动的综合作用下才逐渐形成的。婴儿在出生后，在个性方面就存在着个体差异，如有的活泼、有的沉静，有的灵活、有的迟钝，这主要是先天神经类型的差异的影响。这些差异在后天的生活和教育的影响下，不断改变着，有些类型特点被掩蔽了，有的则更加发展了。在个性的发展中，随着年龄的增长，遗传的作用会越来越小，而环境的影响会越来越大，包括家庭因素、学校教育、社会环境、地域、饮食习惯等。

21. "3岁看老"的说法有道理吗？

婴儿出生后第1年还没有自我意识。约1岁半到2岁时，才开始知道自己的名字和掌握人称代词"我"，这是自我意识的真正开始，也是人的个性特点开始产生的重要标志。人对最初接受的信息和最初接触的人都会有较为深刻的印象。因此，婴儿所在家庭所处的经济地位和社会地位、父母的教育观念和教育水平、父母的教育态度与教育方式、家庭的气氛等等，都对婴儿性格的形成有非常重要的影响。从这个意义上讲，"家庭是制造性格的工厂"，父母的教养方式对儿童性格的形成有着非常大的影响，甚至有预测作用。一个人的个性特点健康与否，3 周岁就已奠定了基础。所以，"3 岁看老"的道理就在于：从儿童 3 周岁时的心理特点、个性倾向就已能看到长大后的心理与个性形象的影子。

但是，3 周岁的儿童，个性尚未完全形成。如果对 3 周岁儿童的个性倾向做一个总结，并进行分析、鉴定，找出个性上的优点，有意识地进行培养，再找出个性中的缺陷和弱点，有意识地进行矫正，同时对家庭教育方式进行不断改进，可以通过后天培养、教育，让孩子发挥良好的个性特征，改善不良的个性倾向。但必须指出，一个人在一生中所表现的个性特点和心理活动的总特征的雏形，一般在 7 周岁显现。因此这种良好个性的培养以及不良个性的矫正，只有在学龄前期（3 周岁至 7 周岁）调整才最为有效。

22. 为什么说"江山易改，本性难移"？

每个人都有着独一无二的"本性"，而"本性"指的就是人格。每个人的人格特征都不是一朝一夕形成的，而是由遗传基因、家庭环境、社会环境、教育和自身的实践等诸多因素长期塑造而成的。因此，人格往往很难改变，但这并不意味着人格完全不能改变。

人格变化有两种情况：

（1）人格特征随着年龄增长，其表现方式会有所不同。例如，同是焦虑，在少年时代表现为对即将参加的考试心神不定，忧心忡忡；在成年时表现为对即将从事的一项新工作忧虑烦恼，缺乏信心；在老年时则表现为对死亡的极度恐惧。也就是说，人格特性以不同行为方式表现出来的内在秉性的持续性是有其年龄特点的。

（2）对个人有重大影响的环境因素和机体因素，如移民、严重疾病等，都有可能引起人格的某些特征，如自我观念、价值观、信仰等方面的改变。不过要注意，人格改变与行为改变是有区别的。行为改变往往是表面的变化，是由不同情境引起的，不一定都是人格改变的表现。人格的改变则是比行为更深层的内在特质的改变。

23. 星座与心理有关系吗？

星座是星相学研究的一部分，目前我们还无法确知宇宙能力的奥秘以及星相学精确的操作原理。在严格的科学理性上，星相学不能被称为科学，因为它不符合当今对理性科学的定义，不具有实证的、定量的特点，无法被数学、物理、统计等科学工具验证。为什么人们会认为星座分析自己的性格很准呢？从心理学的角度来看这被称为"巴纳姆效应"。"巴纳姆效应"指的是这样一种心理倾向，即人很容易受到来自外界信息的暗示，从而出现自我知觉的偏差，认为一种笼统的、一般性的人格描述十分准确地揭示了自己的特性。

星相学不是占卜的工具，它的主要价值不在于预测未来之事，而在于心灵分析。它可以帮助我们回答：我怎样从不同的角度去审视我自己？超越自我的道路在哪里？但从科学的角度来讲，与其相信星相学，不如相信自己，更加科学、客观、真实地认识自己。

24. 情绪是可控的吗？

情绪不可能被完全消灭，但可以进行有效疏导、有效管理、适度控制。情绪本身并无好坏之分，只是就其特点划分为积极情绪、消极情绪。由情绪引发的行为及行为的结果则有好坏之分。所以说，情绪管理并非是消灭情绪，也没有必要消灭，而是引导情绪的适当宣泄并在将其合理化之后，形成更具适应性的信念与行为。

25. 想哭的时候，哭吗？

难受的感觉就像感冒发烧一样，它在提醒你，身体健康在亮红灯；情绪也一样，愤怒、忧伤、压抑等情绪的出现就是在提醒你：你有尚未解决的事情在身体里制造着混乱与痛苦。

法兰克福大学心理学家扎普夫发现，掩盖真实情绪、假装友好，容易导致抑郁、压力大增，并降低人体免疫系统的功能，从而引发疾病。美国科学家对成年人的哭做了独创性的研究，发现伤心的泪水里含有两种神经传导物质，它们分别与人的紧张情绪和体内痛感的麻痹有关，可起到缓和紧张情绪的作用。所以，人在极度痛苦或过于悲伤时，痛哭一场，可以防止精神在痛苦中"崩溃"。

此外，人体在应激状态时分泌的有损健康的某些皮质激素、催乳素等物质，在哭泣时可以通过泪水来排泄掉，这有可能减少高血压、冠心病、胃和十二指肠溃疡病、结肠炎、风湿和变态反应等疾患的发生率。

26. 为什么成功的人更成功，失败的人更失败？

社会心理学上常常用"马太效应"来说明强者越强，弱者愈弱。"马太效应"指的是好的愈好、坏的愈坏、多的愈多、少的愈少的一种现象。

"马太效应"在社会中广泛存在。社会心理学家认为，"马太效应"是个既有消极作用又有积极作用的社会心理现象。其消极作用是：名人与未出名者干出同样的成绩，前者往往受到上级表扬，结果使其中一些人因没有清醒的自我认识和理智态度而居功自傲，在人生的道路上跌跟头；而后者则无人问津，甚至还会遭受非难。其积极作用是："马太效应"所产生的"荣誉追加"和"荣誉终身"等现象，对无名者有巨大的吸引力，促使无名者去奋斗，而这种奋斗又必须有明显超越名人过去的成果才能获得他们所向往的荣誉。

27. 一"心"可以二用吗？

俗话说："一心不能二用"，这是为什么呢？因为大脑的认知资源是有限的，环境刺激或加工任务越复杂，占用的认知资源就越多。如果同时呈现几种复杂的刺激，资源会很快被耗竭。如果资源被耗尽，大脑就不能对新的刺激进行加工，不可避免地会出现认知加工的"瓶颈"现象。人的大脑其实并不具备同时干两件事的能力，只能快速地从一件事转移到另一件事。也就是说，我们的大脑就像计算机一样不能并行处理数据，只能分时工作。

心理学也发现，在有些情况下是可以一心二用的，有以下三种可能：

（1）在完成两种活动时，人们的注意力频繁地在两项任务之间来回转移，使两项任务交替获得认知资源，通过练习可以提高这种转换速度。

（2）在两项任务中，有一项因高度熟悉而能够占用极少的认知资源自动进行。例如可以一边看电视一边织毛衣，织毛衣就是一种自动化程度高的活动。

（3）人们通过训练，学会将两项任务整合在一起执行，如左手画圆，右手画方。如果注意力分配得好，就能使活动更加协调，从而大大提高效率。但有时一心二用会带来危险。比如在开车时，与人聊天、打电话，很容易发生事故。

28. 心理专家真的能看透我们的心思吗？

长久以来，人们对心理学存在许多误解，例如有些人认为心理学很神秘；也有的人认为心理学完全是在故弄玄虚；有些人对心理咨询很抵触，认为心理咨询就是聊天；也有人狭隘地认为心理咨询就是心理咨询师利用"催眠"的手段挖掘自己的隐私；多数人都会认为学心理学的人能看透别人的内心，应该与他们保持距离，以免被洞悉；也有人想通过学习心理学来掌握看透别人的方法，让自己在与人相处时更有心理优势。

心理学真的有这样神奇吗？

其实，心理学并不是"读心术"，它无法做到真正地将一个人看穿。心理专家仅仅是通过观察和分析人的行为活动，客观地研究人的心理，他们既没有猜透别人内心世界的特异功能，也没有不通过言语或非言语交流就能感受到别人内心的超能力。心理学是一门日益成熟的科学，并不是毫无根据地故弄玄虚。

29. 心理学等于窥见内心吗？

两个久未谋面的老同学在路上不期而遇，其中一个知道对方是心理治疗师，就让他猜一猜自己现在心中想些什么。许多来访者也有类似的心态，他们不愿或羞于吐露自己的心理活动，认为只要简单说几句，咨询者就应该能猜出他心中的想法，要不就表明咨询者水平不高。其实心理咨询师也是人，他们没有什么特异功能，之所以能窥见他人的内心世界，只是因为他们应用心理学的理论和方法，对来访者提供的信息进行讨论和分析，来进行咨询和治疗。因此，来访者需详尽地提供有关情况，才能帮助咨询师与来访者自己尽快双方找到问题的症结，有利于治疗师作出正确的诊断并进行恰当的治疗。

30. 梦是怎么回事？

梦是一种普遍的生理现象，不管有没有梦的回忆，或有没有梦感，我们每天晚上都必定做 3~5 回梦。每个人都会做梦，做梦不仅是一种正常的心理现象，也是大脑的一种工作方式，在梦中重演白天的经历，有助于记忆，并把无用的信息清理掉。

近年来，有研究发现，人的睡眠不是单一的过程，具有两种不同的时相：慢波时相和快波时相。慢波睡眠时眼球没有或只有少量缓慢的运动，故又被称非快速眼动睡眠；快波睡眠时眼球有快速运动（50~60 次/分），故又被称快速眼动睡眠。

做梦是在快波睡眠时，睡眠中枢的某些脑细胞被激活，并引起临近部位其他机能系统的细胞激活，将信息传达到大脑皮层而使相应的部位被激活，并按以往的模式，处理来自低级部位的各种不相干的、甚至彼此矛盾的信息，这样就产生了缤纷离奇的梦。

多梦的人，往往与受到情绪困扰、心情不畅有关。许多人对情绪障碍缺乏认识，不知道情绪障碍是一种心理问题，往往忽略了情绪障碍本身，而过分注重情绪障碍伴发的失眠、多梦、疼痛等症状。因此，多梦常源自情绪困扰，是心理问题的一种表现。

31. 人为什么会失眠？

引起失眠的原因是多种多样的，受到包括环境、生理、心理等因素的影响。

造成失眠的心理因素有：

（1）怕失眠心理。许多失眠患者"怕失眠，想入睡"，本意是想睡，但"怕失眠，想入睡"的思想本身是脑细胞的兴奋过程，因此，越怕失眠，越想入睡，脑细胞就越兴奋，反而就更加失眠。

（2）梦有害心理。不少自称失眠的人，认为梦是睡眠不佳的表现，对人体有害，甚至有人误认为多梦就是失眠。梦本身对人体并无害处，有害的是认为"做梦有害"的心理，这些错误观念往往使人焦虑，影响睡眠质量。

（3）自责心理。有些人因为一次过失后，感到内疚自责，到夜晚在脑子里重演过失事件，陷入自责、懊悔的联想中，久久难眠。

（4）期待心理。是指人期待某人某事而担心睡过头误事，因而常出现早醒现象。

32. 人为什么会对很多事物视而不见？

在信息爆炸的今天，每天都有成千上万的信息扑面而来，能够被我们注意到的信息只是其中的一小部分，大多数信息我们都会视而不见，这是为什么呢？

大脑的前额皮质保存着我们即时的工作记忆（我们完成当下任务时用到的记忆，相当于电脑内存），它一次只能处理一件事情。我们每次从一大堆目标中取一个重要的出来，分解成子目标和子任务，进行选择性处理。目标越是紧急，我们越是集中注意力把潮水般涌来的小细节排除在外。

选择性感知是人类意识的门户，把无关的信息都关在了门外。研究显示，情感有助于将短时记忆升级成长时记忆。情感会引导你去注意一些信息，帮助你将"不寻常"的部分保存在记忆中，并让你时不时地回忆起这些事情。通过这种方式，感觉记忆构成了体验的全部，这也会决定将来的行为。

33. 眼见一定为实吗？

人们会感觉手机在震动，其实什么也没有。

在手机没有设置震动功能的情况下，你能感受到你的手机在震动吗？那种"嗡嗡"的震动声，像小虫子在叫一样，甚至你的身体也感受到了一种持续的轻微的震颤。正常人很难有这种体验，可是在心理咨询与治疗室，这样的诉说并不是稀罕事。是这些人的耳朵出问题了吗？还是身体的其他部分出问题了？这里我们要说一下"幻听"的缘由。

幻听就是现实环境中根本就没有这种声源，但患者却实实在在地感受到了某些声响，一般的幻听患者听到的声音主要是人的说话声。

34. 情绪激动时为什么会"脸红脖子粗"？

当我们与人争辩或吵架的时候，情绪上会觉得非常愤怒，身体上会感到血往脑门冲，手心出汗，心跳加快……为什么会出现这种躯体上的反应呢？
这是因为，当外界刺激作用于感觉器官时，引起神经冲动，经感觉神经传至丘脑，激发情绪的刺激由丘脑进行信息加工后，丘脑所产生的神经冲动向上传送到大脑皮层，引起情绪的主观体验；向下传送至交感神经系统，引起机体的生理变化。这个信息加工过程传导速度很快，我们会感觉情绪体验和生理反应几乎是同时发生的。

　　人体在正常情况下，功能相反的交感和副交感神经系统是处于相互制约的动态平衡当中。当机体处于紧张活动状态时，交感神经活动起着主要作用。当我们与人争辩时，情绪上的变化和精神上的紧张，刺激大脑皮质兴奋。大脑皮质的兴奋，引起了交感神经系统的兴奋。交感神经系统兴奋又促进肾上腺髓质分泌更多的肾上腺素。两者的共同作用，一方面使心跳加强加快和血压上升；同时又使肌肉和皮肤血管扩张，我们就会变得面红耳赤、浑身发热。争辩结束后激动的心情回复平静，紧张的情绪趋向松弛，副交感神经系统开始起作用，心跳变慢，脸也就不红了。

35. 做事拖延是心理问题吗？

有很多人当天该做的事情总要拖到明天、后天甚至下个星期。虽然心里着急，可行为上却总是拖拖拉拉的，进度很慢，不到最后时刻就积极不起来，直到实在拖不下去了才临时抱佛脚。

美国的心理学教授法拉利专门研究人做事拖延的倾向。他将那些喜欢把该做的事情尽量往后拖的人，称为患有"慢性拖延症"。他将慢性拖延症分为两类：

一类是"激进型"拖延症患者，特征是有自信能在压力下工作，喜欢把事情拖到最后一刻以寻求刺激。

另一种是"逃避型"拖延症患者，这类人通常对自己缺乏自信，害怕做不好事情而迟迟不肯动手，或害怕成功后得到别人的关注。在他看来，做事拖拉其实是一种"心"病，或者说，是心理不健康的表现。

36. 有些人总是认为自己很无辜，都是别人的错，这是为什么？

人们总是企图寻找自己和他人行为的原因，或对外部世界形形色色的现象做出自己的解释，这就是归因。

心理学实验研究一致发现，当事人更多地用环境因素，即外部归因的方式来解释自己的行为，例如，我打碎了花瓶是因为花瓶太滑很难握住；而旁观者则更多的用个人品质的原因，即特质归因的方式来解释当事人的行为，例如，旁观者会认为当事人打碎花瓶是因为他粗心大意。这种归因差异，反映了人们对于自己以及他人具有不同的潜在的人格假设。

37. 面对社会不良现象人为什么会越来越麻木？

心理学家曾做过一个实验：让 72 名不知真相的参与者，分别以一对一和四对一的方式，与一名假扮的癫痫病患者保持距离，并利用对讲机通话。实验的目的是为了统计在交谈过程中，当那个假病人大呼救命时 72 名不知真相的参与者所做出的选择。结果显示：在一对一通话的那些组，有 85% 的人冲出工作间去报告有人发病；而在有四对一组别中同时听到假病人呼救时，只有 31% 的人采取了行动。

面对类似事件时，人越多，出手相助的情况越少，每个人都觉得别人可能会出手相助，每个人都觉得自己没有义务出手相助。这就是"社会责任分散"的现象。

这种现象不能仅仅说是众人的冷酷无情，或道德日益沦丧的表现。因为在不同的场合，人们的援助行为确实是不同的。当别人遇到紧急情况时，如果只有他一个人能提供帮助，他会清醒地意识到自己的责任，对受难者给予帮助。如果他见死不救，会产生罪恶感、内疚感，这需要付出很高的心理代价。而如果有许多人在场的话，帮助求助者的责任就由大家来分担，造成责任分散，每个人分担的责任很少，旁观者甚至可能连他自己的那一份责任也意识不到，从而产生一种"我不去救，由别人去救"的心理，造成"集体冷漠"的局面。

38. "一醉"真的能"解千愁"吗？

东京大学的研究人员对大白鼠进行恐惧实验，发现随着时间流逝，大白鼠的恐惧记忆会慢慢被遗忘。而饮用酒精后的老鼠，呆立不动的时间会变得更长。研究人员认为，这可以证明恐惧记忆由于酒精的影响而增强，也就是说，如果你因为想忘却某件痛苦的事情而喝酒，那么你可能会记得更清楚，因而更痛苦！

心理学家发现，嗜酒者的病前人格特征常为被动、依赖、自我中心、易生闷气、缺乏自尊心、对人疏远、有反社会倾向。有人饮酒的目的是借酒浇愁，通过饮酒缓解现实困难和心理矛盾引起的焦虑，结果形成了酒精依赖，反而严重影响生活、工作、学习、社交和娱乐生活。

39. 自杀前通常会有哪些表现？

自杀是一种复杂的社会现象，是指个体蓄意或自愿采取各种手段结束自己生命的行为。根据自杀的结果，一般分为自杀意念、自杀未遂和自杀成功三种形态。

心理和社会因素在自杀死亡原因中的重要性相当，但在自杀未遂原因中社会因素相对更为重要。研究表明，情感障碍（主要为抑郁症）是与自杀密切相关的精神疾病。在中国，家庭矛盾是目前与自杀相关的最密切的社会因素。

国际专家发现：每出现 1 例自杀，平均至少对 6 个人产生严重的不良影响。影响的强度和持续时间的长短有所不同，在一些情况下，自杀死亡者的家人或好友随后会得抑郁症或自杀死亡。每出现 1 例自杀未遂，平均会使 2 个亲友受到严重伤害。

自杀很少是由于一时冲动。在一个人自杀之前，通常会有一些征兆或迹象可寻。比较容易察觉的征兆是他们所说的话，比如："我实在活不下去了""什么都无所谓了""一了百了"。

其他常见的迹象还有：情绪变得低落或是性格变得孤僻内向，行事不合情理，将事务整理得井井有条并赠送分发贵重的财物，格外关心孩子等反常事件。在举止、言谈或外表上出现显著变化，滥用毒品或酗酒等。

40. 为什么心宽体胖？

俗话说："心宽体胖"。这里所说的"胖"并非指肥胖，而是指身壮。事实证明，心宽者不仅体壮，而且心理亦健康，即心健。相反，那些心地狭窄连一句话都不容的人，往往经不起挫折和失败，比起心宽的人，他们更容易患病，尤其是与精神因素密切相关的心身性疾病。

"心宽体胖"说的就是身心之间的有机联系。宽容平和的心态和良好的性格，对我们的身体健康是非常重要的。很多研究表明，性格和健康有很大的关联。美国和芬兰科学家联合进行了一项研究，发现对问题采取敌对态度的人容易引发健康综合征，并且在以后患心脏病的几率较大。

爱发脾气的人，容易长期处于一种紧张的情绪中，对周围的环境通常采取敌对的态度，也更容易患心脏病。因此，我们在注重身体健康的同时，更应该培养自己宽容的心态，用合理的态度解决问题，也将有利于我们的身心健康。

41. 什么是"霍桑效应"？

"霍桑效应"是指由于受到额外的关注引起的努力或绩效上升的情况。

"霍桑效应"起源于 1924 年至 1933 年间的一系列实验研究。霍桑是美国西部电气公司坐落在芝加哥的一间工厂。这是一家制造电话交换机的工厂，具有较完善的娱乐设施、医疗制度和养老金制度等。即使是这样，这里的工人们依然没有感觉到工作的幸福和快乐，这让工厂的负责人们非常费解，于是美国国家研究委员会组织了一个由心理学家等多方面专家参与的研究小组来寻找原因。

实验最开始研究的是工作条件与生产效率之间的关系，包括外部环境影响条件（如照明强度、湿度）以及心理影响因素（如休息间隔、团队压力、工作时间、管理者的领导力）。实验表明，改变工作条件和劳动效率没有直接关系，管理方式与职工的士气和劳动生产率有密切的关系。研究者决定了解职工对现有的管理方式有什么意见，为改进管理方式提供依据。于是研究者制订了一个征询职工意见的万人访谈计划。

专家在和工人沟通的过程中，耐心倾听了工人对厂方的各种意见和不满，他们对工人们的抱怨非但没有压制，还将其详细地记录下来。这样的一个行动让工人们长期积压的不良情绪得到了疏导，于是在心理学家们的努力下，霍桑工厂发生了很大的变化，人们开始正视工作，并且以饱满的热情投入到工作中。

"霍桑效应"告诉我们，提高生产效率的决定因素是员工情绪，而不是工作条件；员工不单纯追求经济收入，还有社会和心理方面的需求。领导应该了解和关注员工的个人问题，能够成为倾听并理解员工的访谈者，能够重视人的因素，在与员工相处时更热情、更关心他们，这样能够促进人际关系的改善和员工士气的提高。

42. 什么是"青蛙效应"？

"青蛙效应"（Frog Effect）是指把一只青蛙扔进开水里，它因感受到巨大的痛苦便会用力一蹬，跃出水面，从而获得生存的机会。当把一只青蛙放在温水里并逐渐加热时，由于青蛙已慢慢适应了那惬意的水温，所以当温度已升高到一定程度时，青蛙便再也没有力量跃出水面了。于是，青蛙便在舒适之中被烫死了。

"青蛙效应"告诉人们，企业竞争环境的改变大多是渐热式的，如果管理者与员工对环境之变化没有疼痛的感觉，最后就会像这只青蛙一样，被煮熟了、淘汰了仍不知道。一个企业如果只满足于眼前的既得利益，沉湎于过去的胜利和美好愿望之中，而忘掉危机的逐渐形成，看不到失败的步步逼近，最后只能像青蛙一般在安逸中死去。一个人或企业应居安思危，适时宣扬危机，适度加压，使处危境而不知危境的人猛醒，使放慢脚步的人加快脚步，不断超越自己，超越过去。

事实上，造成危机的许多诱因早已潜伏在企业日常的经营管理之中，只是由于管理者麻痹大意，缺乏青蛙效应危机意识，对此没有足够的重视。有时，看起来很不起眼的小事，经过"连锁反应""滚雪球效应""恶性循环"，有可能演变成摧毁企业的危机。

比尔·盖茨有一句名言："微软离破产永远只有 18 个月。"企业要避免"温水煮蛙"的结局，首先要求其最高管理层具备危机意识，企业才不致在战略上迷失方向，不经意之间滑入危机的泥潭之中。值得重视的是，危机管理并非是企业最高管理层或某些职能部门如安全部门、公关部门的事情，而应成为每个职能部门和每位员工共同面临的课题。在最高管理层具备危机意识的基础上，企业要善于将这种危机意识向所有的员工灌输，使每位员工都具备居安思危的思想，提高员工对危机发生的警惕性，使危机管理能够落实到每位员工的实际行动中，做到防微杜渐、临危不乱。

43. 什么是"蝴蝶效应"？

"蝴蝶效应"也可称"台球效应"，是混沌学理论中的一个概念。它是混沌性系统对初值极为敏感的形象化术语，输入端微小的差别会迅速放大到输出端。也是非线性系统在一定条件（也可称为"临界性条件"或"阈值条件"）出现混沌现象的直接原因。

其大意为：一只南美洲亚马孙河流域热带雨林中的蝴蝶，偶尔扇动几下翅膀，可能两周后在美国得克萨斯引起一场龙卷风。其原因在于：蝴蝶翅膀的运动，导致其身边的空气系统发生变化，并引起微弱气流的产生，而微弱气流的产生又会引起它四周空气或其他系统产生相应的变化，由此引起连锁反应，最终导致其他系统的极大变化。

此效应说明，事物发展的结果，对初始条件具有极为敏感的依赖性，初始条件的极小偏差，将会引起结果的极大差异。

44. 在哪里可以得到专业心理帮助？

目前，社会上提供心理帮助的机构和部门很多，概括地讲，有心理热线、心理咨询中心、心理门诊或心理诊所、精神卫生医疗机构。这些心理帮助资源各有所长，也各有所短，心理障碍患者应该根据自身的问题特点，选择求诊部门。

一般说来，紧急的日常心理危机，比如家庭纠纷和一般性的心理烦恼，适合通过心理热线得到暂时缓解。学习障碍、轻度社会适应不良，适合到由社会教育工作者主办的心理咨询中心接受心理咨询。神经症、人格障碍和性心理障碍等发病时间较长、有一定人格基础的心理障碍，应去心理门诊或心理诊所，接受系统心理治疗。而精神分裂症或躁狂抑郁症等重症精神病和自杀行为的人，在发作期适合到精神卫生医疗机构，接受以药物治疗为主的专业治疗。

45. 购物成瘾也是病吗？

调查发现，购物这种行为本身可能产生短暂的快感，所以一些专业人士认为，疯狂购物这也是一种成瘾行为。

美国哈佛大学成瘾研究所主任霍华德·谢弗认为，大量的成瘾源于经历和行为，比如重复、高度情绪化、高频率的体验等。这些行为和经历可以引起神经适应，即让神经回路发生变化，从而让某种行为长期化。由此看来，属于行为成瘾的还有购物癖、网络成瘾等。

有购物嗜好的人，这种嗜好进一步发展就有可能成瘾，变成一种强迫性的购物行为。虽然有购物癖的人也知道强迫性购物结局并不美妙，比如，房间里堆满了大量无用的商品，而且最终可能身负巨债，但是他们也还忍不住要疯狂购物。

强迫性购物有一个特点，在人们抑郁、焦虑、疲惫和有负罪感之时会疯狂地购物。哈佛大学的谢弗还认为，强迫性购物者具有药物成瘾者相似的一种戒断症状，他们不能控制自己。这种行为在本质上也与赌博和强迫性盗窃一样。

46. 更年期抑郁症是什么？

更年期抑郁症是出现在更年期的一种常见心理疾病，临床以情绪持续性低落、思维迟钝、月经变化以及睡眠障碍、眩晕、乏力等为主要表现。有些人因人际关系（特别是情感事件）、家庭因素、经济因素或是工作上的困扰等诸多压力事件，情绪无法获得有效的疏解，又缺乏适当的情绪调节与良好的社会支持，会将情绪状态延伸为一种病态，以至于心情和行为都受到影响。

现代医学认为此病与脑内单胺神经递质的含量减少有关，治疗以抗抑郁或抗焦虑药的应用为主，此类药物虽短期服用效果明显，但久服可有食欲减退、体重减轻、记忆力差等副作用。

47. 人的三种状态是什么？

人际沟通分析理论是由美国精神分析学家埃里克·伯恩于1959年创立的一种心理治疗的理论和方法。这一理论认为，每个成人的内心中，都存在着三种状态：

（1）第一种状态被称为"父母自我状态"，即每个人在成长的过程中，从父母、老师或其他养育者那里学习来的思想、情感和行为。人们会将这些习得的心理与行为过程内化，成为自我的一部分，并以此影响和指导自己毕生的生活。具体来说，父母自我状态可以分为"批评型"和"照顾型"两种类型。

（2）第二种状态被称为"成人自我状态"，即成人身上真正成熟和理性的部分。当人处于成人自我状态时，能够更善于使用成熟的心智能力，对现实做出很好的判断和把握，更善于分析、推理和思考，是三种状态中最具有现实功能的部分。

（3）第三种状态被称为"儿童自我状态"，即每一个成年人身上仍然保留儿童的部分，可能代表着我们童年未完成的某种愿望。儿童自我状态的人倾向于享受和体验生活，要求环境或他人满足自己的某种需要和诉求。儿童自我状态可分为"顺从型"和"自由型"两种类型。

48. 心理医生等于"救世主"吗？

一些来访者把心理医生当作"救世主"，将自己的所有心理包袱丢给医生，以为医生应该有能耐把它们一一解开，而自己无须思考、无须努力、无须承担责任。多年来传统的医学模式就是，病人看病，医生诊断、开药、治疗，一切由医生说了算，要求病人绝对服从、配合，因此来访者自然而然地把这种旧的医学模式带进心理咨询。然而心理咨询与心理治疗是新的产物——心理—社会医学模式的产物。心理医生主要起到分析、引导、启发、支持、促进来访者改变和人格成长的作用，他无权把自己的价值观和愿望强加给来访者，更不能替来访者去改变或做决定。来访者需认识到，"救世主"只有一个，那就是自己。只有改变自己、战胜自己，最终才能超越自我，达到理想目标。倘若把自己完全交给医生，消极被动，推卸责任，只会一事无成。

49. 心理咨询等于思想工作吗？

来访者还有另一种极端的认识，就是认为心理咨询没多大用处，无非是讲些道理，因而忽视或未意识到心理问题是需要治疗的。心理咨询作为医学中的一门学科，有着严谨的理论基础和诊疗程序，它与思想工作是有本质区别的。思想工作的目的是说服对方服从和遵循社会规范、道德标准及集体意志，而心理咨询则是运用专门的理论和技巧寻找心理障碍的症结，予以诊断治疗，咨询者持客观、中立的态度，而不是对来访者进行批评教育。另外，某些心理障碍同时具有神经生化改变的基础，需要结合药物治疗，这更是思想工作所不能取代的。

50. 什么是"从众效应"？

"从众效应"是指一个人在真实的或臆想的群体压力下，在思想上或行动上以多数人或权威人物的行为为准则，进而在行为上努力与之趋向一致的现象。也就是通常人们所说的"随大流"。

另外，在群体中我们往往不愿意违背群体意愿而被其他成员视为越轨者，害怕与众不同而成为"离群之马"遭受孤立，因此采取多数人的意见。例如，在单位开会时有的领导的意见本是错误的，有些员工由于惧怕反对而对自己今后不利，便违心地投了赞成票，结果后面的人都跟着投了赞成票。

然而，从众也有积极的效果，积极的"从众效应"可以互相激励情绪，做出勇敢之举，有利于建立良好的社会氛围并使个体达到心理平衡。在生活中，我们要发扬"从众"的积极影响，避免"从众"的消极影响，努力培养和提高自己独立思考和明辨是非的能力；看待问题和遇事，既要慎重参考多数人的意见和做法，也要有自己的思考和分析，从而使判断能够正确，并以此来决定自己的行动。

51. 什么是"暗示效应"？

"暗示效应"是指用含蓄的、间接的方式对别人的心理和行为施加影响，从而使被暗示者不自觉地按照暗示者的意愿行动或接受暗示者一定的意见，使其思想、行为与暗示者期望的相符合。在社会中生活的每一个人，其实经常使用着暗示，或暗示别人，或接受别人的暗示，或进行自我暗示。积极的心态，如热情、激励、赞许或对他人有力的支持等等，使他人不仅得到积极暗示，而且得到温暖，得到战胜困难的力量。反之，消极的心态，如冷淡、退缩、萎靡不振等等，则会使人受到消极暗示的影响，不仅仅会让人感到痛苦与压力，而且还会波及人的身体健康。

因此，在日常生活中，一定要认真对待各种语言暗示、行为暗示、信誉暗示、情境暗示、表情与动作暗示等。当我们感觉到来自他人的暗示，甚至已经因此而导致自己身心发生改变时，一定要注意分析暗示的来源、原因以及对自己的作用，尽量做到接纳积极暗示，摒弃消极暗示。

52. 什么是"期望效应"？

"期望效应"也称"皮格马利翁效应"，来源于一个古希腊神话故事：远古时候，塞浦路斯国王皮格马利翁十分喜爱雕塑。一天，他成功地塑造了一个美女的形象，对之爱不释手，每天以深情的眼光观赏不止。久而久之，这个美女雕像竟然真的活了，并且成为他的妻子。

1968 年，心理学家罗森塔尔教授和雅格布森教授带着一个实验小组走进一所普通的小学，对校长和教师说明要对学生进行"发展潜力"的测验。她们在 6 个年级的 18 个班里随机抽取了部分学生，然后把名单提供给任课老师，并郑重地告诉他们，名单中的这些学生是学校中最有发展潜能的学生，并再三嘱托教师在不告诉学生本人的情况下注意长期观察。8 个月后，当他们回到该小学时，惊喜地发现，名单上的学生不但在学习成绩和智力表现上均有明显进步，而且在兴趣、品行、师生关系等方面也都有了很大的变化。这种由教师对学生的期待，使学生产生了一种努力改变自我、完善自我的动力，将美好的愿望变成现实的现象，在心理学上被称为"期望效应"或"皮格马利翁效应"。

它表明：每一个人都有可能取得成功，能否真的成功，取决于周围的人，能不能像对待成功人士那样，对他给予充分的关注、期望和温暖的爱。人们通常这样来形象地说明期望效应："说你行，你就行；说你不行，你就不行。"要想使一个人发展更好，就应该给他传递积极的期望。期望对于人有巨大的影响。积极的期望促使人们向好的方向发展，偏向于消极的期望则使人向坏的方向发展。作为管理者，对自己的下属抱有充分、美好的期待，这种期待自然会在平时的工作中潜移默化地传达给对方，使之更加努力地投入工作，并能取得预期的效果。

53. 什么是"刻板效应"？

"刻板效应"又称"定型效应"，是指人们用刻印在自己头脑中的关于某人、某一类人的固定印象，以此固定印象作为判断和评价人的依据的心理现象。

苏联社会心理学家包达列夫做过这样的实验，将一个人的照片分别给两组人看，照片上人物的特征是眼睛深凹，下巴外翘。他向两组人分别介绍人物情况，给甲组介绍情况时说"此人是个罪犯"；给乙组介绍情况时说"此人是位著名学者"，然后，请两组人分别对此人的照片特征进行评价。评价的结果，甲组认为：此人眼睛深凹表明他凶狠、狡猾，下巴外翘反映着其顽固不化的性格；乙组认为：此人眼睛深凹，表明他具有深邃的思想，下巴外翘反映他具有探索真理的求索精神。

两组人对同一照片的面部特征做出不同的评价，正是因为人们对社会各类的人有着一定的定型认知。"刻板效应"实际就是一种心理定势。刻板印象常常是一种偏见，是一种概括而笼统的看法，并不能代替活生生的个体，因而"以偏概全"的错误总是在所难免。如果不明白这一点，在与人交往时，"唯刻板印象是瞻"，像"削足适履"的郑人，宁可相信作为"尺寸"的刻板印象，也不相信自己的切身经验，就会出现错误，导致人际交往的失败，自然也就无助于我们获得成功。

54. 什么是"权威效应"？

"权威效应"又称为"权威暗示效应"，是指一个人要是地位高，有威信，受人敬重，那他所说的话及所做的事就容易引起别人重视，并让他们相信其正确性，即"人微言轻、人贵言重"。

美国心理学家们曾经做过一个实验：在给某大学心理学系的学生们讲课时，向学生介绍一位从外校请来的德语教师，说这位德语教师是从德国来的"著名化学家"。试验中这位"化学家"煞有其事地拿出了一个装有蒸馏水的瓶子，说这是他新发现的一种化学物质，有些气味，请在座的学生闻到气味时就举手，结果多数学生都举起了手。对于本来没有气味的蒸馏水，由于先前心理学家的语言暗示而让多数学生都认同这位权威"化学家"的话，认为它有气味。

人们都有一种"安全心理"，即总认为权威人物的思想、行为和语言往往是正确的，服从他们会使自己有种安全感，增加不会出错的"保险系数"。同时，人们还有一种"认可心理"，即人们总认为权威人物的要求往往和社会要求相一致，按照权威人物的要求去做，会得到各方面的认可。因此，这两种心理就催生了"权威效应"。

在组织中，领导也可利用"权威效应"去引导和改变下属的工作态度以及行为，这往往比命令的效果更好。因此，一个优秀的领导肯定是组织的权威，或者为企业培养了一个权威，然后利用权威暗示效应进行领导。当然，要树立权威就必须要先对权威有一个全面深层的理解，这样才能正确地树立权威，才能让权威保持得更加长久。

55. 什么是"投射效应"？

"投射效应"是指将自己的想法、态度或特点投射到其他人身上的倾向。人们常会以己度人，认为自己具有某种特性，他人也一定会有与自己相同的特性。比如，一个心地善良的人会以为别人都是善良的；一个经常算计别人的人就会觉得别人也在算计他等等。

一味将自己的感情、意志、特性投射到他人身上并强加于人可能是一种认知障碍。

心理学家罗斯做过这样的实验来研究"投射效应"，在 80 名参加实验的大学生中征求意见，问他们是否愿意背着一块大牌子在校园里走动。结果，48 名大学生同意背牌子在校园内走动，并且认为大部分学生都会乐意背，而拒绝背牌的学生则普遍认为，只有少数学生愿意背。可见，这些学生将自己的态度投射到其他学生身上。

"以小人之心度君子之腹"就是一种典型的"投射效应"。当别人的行为与我们不同时，我们习惯用自己的标准去衡量别人的行为，认为别人的行为违反常规；喜欢嫉妒的人常常将别人行为的动机解释为嫉妒，如果别人对他稍不恭敬，他便觉得别人在嫉妒自己。如果我们不能客观地评价和看待自己，过多地使用"投射"，必然会与别人发生误会，引起人际关系的紧张。

56. 什么是"社会懈怠"现象？

"社会懈怠"现象是指个人与群体其他成员一起

完成某种事情时，或个人活动有他人在场时，往往个人所付出的努力比单独时偏少，不如单干时出力多，个人的活动积极性与效率下降的现象。

为什么会出现这种现象呢？一种是因为团队成员认为其他人没有公平付出。假想你认为当你在辛苦工作时，别人却在偷懒，那么你肯定也会减少工作量来重建公平感；另一种原因是责任的分散。所谓法不责众，因为团队的成绩不会归功于个人，个人的投入和团队产出之间的关系不明朗。这样有的个体可能成为"搭便车者"，依附团队的努力。

换句话说，如果个体认为自己的贡献无法被衡量，效率就会下降。"社会懈怠"是一种不可忽视的社会现象，它的产生存在一定的心理学、经济学和管理学因素，组织可以通过运用文化理念人性化、绩效考评具体化以及管理方式多元化来对"社会懈怠"现象加以控制和弱化，从而使群体工作方式更好地发挥作用。

57. 什么是"超限效应"？

"超限效应"是指刺激过多、过强或作用时间过久，从而引起心理极不耐烦或逆反的心理现象。

美国著名幽默作家马克·吐温有一次在教堂听牧师演讲。最初，他觉得牧师讲得很好，使人感动，准备捐款。过了10分钟，牧师还没有讲完，他有些不耐烦了，决定只捐一些零钱。又过了10分钟，牧师还没有讲完，于是他决定，1分钱也不捐。到牧师终于结束了冗长的演讲，开始募捐时，马克·吐温由于气愤，不仅未捐钱，还从盘子里偷了2元钱。由于牧师过多、过强、过久的刺激，使马克·吐温产生了反抗心理，这就是"超限效应"。

"超限效应"在我们平时与人交流、开会发言、演讲时都有指导意义。俗话说"好菜连吃三天惹人厌，好戏连演三天惹人烦"，一个人说话，如果总是喋喋不休、没完没了，就会让人不耐烦。因此，与人交流或是做演讲的时候，一定要掌握好"火候"，注意控制好时间和节奏，发言时间不宜过长，必须在3分钟内抓住听众的注意力，重点内容要在30分钟内讲到，主讲内容控制在40~50分钟；两个人交谈的时候，要将重要的内容放在前面的30分钟内交流，切忌铺垫太长。如果你发现对方已经开始看表，或者注意力开始分散，开始东张西望，你的谈话就要准备收场了，收场的时候最好把你的态度或者观点再总结一次，这样的效果更好。

58. 什么是"蘑菇效应"？

蘑菇长在阴暗的角落，得不到阳光，也没有肥料，自生自灭，只有长到足够高的时候才会开始被人关注，可此时它自己已经能够接受阳光了。人们将这种现象称之为"蘑菇效应"。

"蘑菇效应"很形象地诠释了多数人的工作经历：一个刚参加工作的人总是先做一些不起眼的事情，而且得不到重视。当他默默无闻地工作一段时间后，如果工作出色就逐渐被人关注并得到重用；如果工作不出色就逐渐被边缘化，甚至被人遗忘。从传统的观念上讲，这种"蘑菇经历"不一定是什么坏事，因为它是人才"蜕茧羽化"前的一种磨炼，它可以消除一些不切实际的幻想，从而使人更加接近现实，能够更加理性地思考和处理问题，对人的意志和耐力的培养十分有效。

"蘑菇效应"对管理者的启示是：管理者要使组

织可持续发展，就应当关注年轻员工的成长，既要让年轻员工有一段时间去体味"蘑菇经历"，也要加强对年轻员工的指导和提携，尽快使他们成熟起来，对他们委以重任，以防止他们因过久的"蘑菇经历"而耗费一生中最美好的时光。

59. 什么是残疾人功能缺陷的代偿理论？

过去人们习惯把身心伤残造成生理或心理障碍的人称作"残废"，这是不对的，"残"不等于"废"。其实残疾人的缺陷能够在一定条件下获得转化代偿或通过社会的补偿而实现残而不废。生理学和心理学都证明，人的身、心机体是一个完整的统一体。各种感觉器官是相互联系、综合起作用的，且有一定可塑性、互补性。当一个感觉器官活动时，其他感觉器官也在配合活动，一部分感觉器官发生伤残障碍时，尽管受损后不能再生，但其他相关器官就会增强活动，出现功能的某种重新转化组合，使受损（或发育不良）的机能获得部分新的矫正、替代。这种自身功能的转化、代偿是在充分发挥人的自觉能动性意识的推动下进行的，有的人经过刻苦训练，能达到很高的代偿水平。

从理论上说，劳动者是具有一定生产经验和劳动技能，使用生产工具并从事社会物质生产的人。劳动者的本质是体力和智力的总和，这种以体力和智力为基础表现出来的劳动能力又称为劳动力。一般来说，劳动者是以一定的健康水平为条件的，残疾人虽然因生理功能、心理状态的异常或丧失，使其劳动功能的发挥受到一定限制，无法像健全人一样从事完全正常的活动。但是，残疾人仍然具有其本身具有的部分劳动能力，他们通过发挥其他感觉和思维器官的作用，刺激并调动人体自身的代偿功能，扬长避短，仍可以使被损害和限制的能力得到最大限度的弥补，以适合自己的方式参与就业，创造财富，达到与健全人同等的劳动程度和生活水平。

60. 什么是残疾人功能缺陷的优势视角理论？

优势视角由美国学者所提出，是一种关注人的内在力量和优势资源的视角，把人们及其环境中的优势和资源作为社会工作助人过程中所关注的焦点，是人们看待事物的一个新视角。将优势视角应用在专业性助人领域，比如社会工作及社会救助领域，既是全新的理念，更是社会救助实践的全新模式。

这一新视角基于这样一个基本理念，即个人所具备的能力及其内部资源允许他们有效地应对生活中的挑战，它相信人是可以改变的，强调每个人都有尊严和价值，要求从一个完全不同的角度来看待个体及其所处的环境与现状。不再专注于问题，而是把目光投向现实和潜在的可能性，探索和利用个体的优势和资源。在创伤、痛苦和困难的荆棘之中，寻找希望和转变的种子，最终协助个体达成目标，实现其梦想。

优势视角是超越传统"问题视角"的理论范式，从积极的视角重新认识残疾人群体，是残疾人事业发展的全新视角，是促进残疾人共建共享，提升残疾人福利的理论依据。从优势视角出发，社会以积极正面的态度看待残疾人群体，残疾人本身以阳光的心态认识自己，在社会和个人两方面的正面力量作用下，残疾人群体的个人和社会资源以及社会网络就能够得到很好的重构。

第二部分

个 人 篇

61. 我是一个怎样的人？

有时，我们自己都搞不懂自己。明明一贯积极上进、认真负责，怎么会做出这样不可理喻的事，出现这样不能原谅的失误，仿佛有另外一个自己在与本体作对。于是，我们会困惑："我究竟是个怎样的人？"

心理学家认为：在平时，我们所认知的自己，仅仅是意识层面的。所谓意识，是指我们本能地觉察出"自己的想法"。与意识相对的，是潜意识，那才是我们内心深处真正的"想法"或是"诉求"。它不易被察觉，是因为它被我们的理智深深压抑了。

心理学家比喻说：潜意识就像我们身体里的一个小孩，他永远说真话，永远只想满足自己的快乐；而意识则更像一个成人，他妥善权衡，努力压抑着内在小孩，不让他胡闹，如此我们才得以保持恰当的行为方式，做出理性的选择。为避免一些低级错误出现，我们可以尝试着与潜意识沟通。比如，晚上临睡时，闭上眼睛在脑中想象一遍第二天的情景：自己早晨按时醒来，从容整理好一切，带好所有资料，然后出发去单位。到单位顺利地作完报告，再以饱满的精神状态参加下午的考试。当你在潜意识中惟妙惟肖地描述出生动的第二天时，潜意识便会按照你的设想，将一切呈现出来。俗话说"心想事成"，说的就是这个道理。

62. 我要如何了解自己？

认识自我，是每个人自信的基础与依据。即使你处境不利，遇事不顺，但只要你得以自信的巨大潜能和独特个性及优势依然存在，你就可以坚信：我能行，我能成功。一个人在自己的生活经历中，在自己所处的社会境遇中，能否真正认识自我、肯定自我，如何塑造自我形象，如何把握自我发展，如何抉择积极或消极的自我意识，将在很大程度上影响或决定着一个人的前程与命运。换句话说，你可能渺小而平庸，也可能美好又杰出，这在很大程度上取决于你的自我意识，取决于你是否真正自信。认识自我，你就能成为一座金矿，就一定能够在自己的人生中展现出应有的风采。

认识自我的途径包括：

（1）通过自我观察认识自己。要认识自己，我们必须要做一个有心人，经常反省自己在日常生活中的点滴表现，总结自己是一个什么样的人，找出自己的优点和缺点。自我观察是我们自己教育自己、自我提高的重要途径。

（2）通过他人了解自己。大文豪苏轼写道："不识庐山真面目，只缘身在此山中。"认识自己有时候的确比较难，一般来说，当局者迷，旁观者清，周围的人对我们的态度和评价或许能帮助我们认识、了解自己。我们要尊重他人的态度与评价，冷静地分析。对他人的态度与评价我们既不能盲从，也不能忽视。

63. 肢体障碍可怕吗？

生命，原本有许多状态。有些人肢体健全，可他却心智残缺；有些人肢体残缺，可他却生命完美。身体障碍或疾病并不可怕，有许多身患绝症的人，正是因为拥有健康的心理，反而在生命的最后时刻焕发光彩。苦难与幸福一样，都是生命对我们的奖赏。

幸福也许需要在比较中才能体会。拥有一个健全的身体：眼睛可以看，耳朵可以听，鼻子可以闻，嘴和舌头可以品尝东西，大脑可以思考，四肢可以活动……这些很多人认为理所当然拥有的东西，却是有的人一生都无法实现的梦想。但是生命不息，奋斗不止。即使身体残疾，只要精神健康，同样可以创造辉煌的人生！

64. 怎样欣赏自己？

人们都会有这样的思维定势，当审视自己时，会不自觉地借鉴别人的看法。然而，有人赞扬，有人否定，常使我们迷失其间，认不清真正的自己是怎样的。社会心理学上有两个概念：一个叫自我，一个叫镜我。"自我"是指我们对自己的评价和看法，而"镜我"是指他人反馈给我们的，即他人对我们的看法。我们之所以在外界的评价面前感到困惑，是因为混淆了"自我"与"镜我"的界限。

在工作和生活中，要想成为同事和领导认可的人，首先必须先成为自己认可并欣赏的人，即实现"自我欣赏"。那么，怎样实现欣赏自己呢？

第一个要素是"自信"。自信是产生个人魅力的前提。当你了解自己的长处，并能够发挥所长帮助他人时，那么你在大家心中的形象便是值得信任与托付的，而他人反馈的信息会让你的自信不断加强。

第二个要素是"欣赏的眼光"。当用欣赏的眼光看待自己的工作和生活时，你会发现自己原本就比想象中优秀得多。

第三个要素是"坦诚自我"。真诚是内心"真、善、美"最直接的表达方式，也是获取他人信任的先决条件。当你坦诚地去面对自己，不为自己的缺点和短处耿耿于怀时，必然也会赢得他人的理解和尊重，同时收获更多的积极能量。

65. 如何来正视自己的缺陷？

（1）心理健康。对于残疾人朋友来说，心理健康是获得幸福生活的关键。由于身体的缺陷，受教育和社会活动的限制等，残疾人在心理上处于亚健康状态：身边缺少朋友，容易产生孤独感，觉得自己是唯一的不幸者；对自己过于关注，非常在乎别人的评价；自我价值感较低，存在感不高，觉得自己可有可无；情绪不稳定，容易对外界生气不满等。这些心理都会影响残疾人朋友获得健康幸福的生活，因此营造一个积极的心理状态对残疾人朋友来说非常重要。研究发现，心理健康的残疾人大都具有自信、乐观和令人满意的人际关系等特点，这些与残疾人的幸福生活密切相关。

（2）相信自己。残疾人朋友由于自身的残疾很容易产生自卑感、无用感，因此残疾人朋友想要获得幸福的生活和健康的心理状态，首先需要克服身体缺陷给心理带来的自卑感，拥有自信。那么如何拥有自信呢？第一步需要做的是接纳自己。接纳自己目前的身体状况，能够如实地看待自己的身体缺陷，对于自身的现状既不指责自己，也不指责他人和环境，只是给自己一份允许，接纳自己目前的身体状况。第二步，信任自己。学会信任身体的本能，信任心的直觉，信任自己能够汲取他人智慧的能力。第三步，开放自己。生命中有很多事情充满了不确定性，所有的事情，无论美好或可怕都会发生，允许自己接纳生命的不确定性，开放自己。

（3）乐观的心态。首先我们需要在心态上做到乐观，经常看到自己拥有什么，而不去抱怨自己失去了什么。视力残障朋友虽然自然视力缺失，但或许拥有常人所不能及的触觉和听觉；听力残障朋友虽然听不见这个世界的声音，但也可能拥有一般人所不具备的视觉能力；精神残障朋友虽然可能不善于处理复杂的人际关系，但智力可能超出一般人。一个人虽然不能改变环境，但可以改变自己，我们可以选择以乐观的心态生活，珍惜自己所拥有的，设立自己没有实现的目标，生活就会充盈丰富。同时，还要把乐观的心态落实在行动中。真正的乐观是遇到实际问题时，我们选择去面对而非逃避，去解决而非抱怨，去处理而非等待，去尝试而非观望。

（4）和谐的人际关系。心理学研究发现，良好的人际关系，尤其是良好的亲密关系，包括夫妻、亲人、朋友等关系的融洽，是人生幸福快乐最重要的因素。当人们的人际交往行为进行顺利时，个体就会感受到安全、温暖和自信。当这种交往受挫时，个体就会感到孤独、无助、焦虑和恐惧。残疾人朋友的人际关系对自身的心理健康是至关重要的，残疾人朋友需要在心里看重自己，不卑不亢，不过分在乎别人的评价。与人相处能够客观地了解和评价他人，积极与他人真诚沟通，就会容易得到别人的理解和认同，建立起融洽和谐的人际关系。

66. 残疾人都有哪些认知特点？

不同的缺陷会影响人的认知能力和认知方式。如盲人由于有视力障碍，尤其是先天视力残疾的人，会缺乏甚至没有视觉空间概念，没有视觉形象，没有周围事物的完整图像；而在另一方面，由于没有视觉信息的干扰，形成了爱思考、善思考的习惯，其相应的抽象思维和逻辑思维就比较发达；同时由于他们的语言听觉能力较发达，记忆力较好，形成了盲人语言能力强的特点，因此许多盲人给人一种语言生动、说理充分的印象。

聋哑人因缺乏或丧失听力，他们和别人交往不是靠听觉器官和有声语言，而是靠手势。他们的形象思维非常发达，逻辑和抽象思维就相对受到影响，特别是先天失聪者。聋哑人视觉十分敏锐，对事物形象方面的想象力极为丰富。

67. 残疾人都有哪些情绪特点？

（1）敏感自卑。生理上的缺陷使得残疾人各方面都会遇到困难，因此也更为敏感，情绪反应尤为明显，尤其对歧视行为反应强烈。有的残疾人以爆发式情感表现，有的则以深刻而持久的内心痛苦隐藏在心，表现为无助与自我否定。同时由于常常受到厌弃与歧视，极易使他们产生自卑情绪。

（2）孤独感。孤独感是残疾人普遍存在的情感体验，由于生理和心理方面的某些缺陷，残疾人的行动受到不同程度的限制，其行为容易受到挫折。由于活动场所少，交流对象十分有限，久而久之会产生强烈的孤独感，甚至行为孤僻。

（3）悲观失落。对自己的不幸感到悲观，抱怨命运对自己的不公，容易产生意志消沉、悲观失落的心理。

（4）强烈的挫折感。因为后天的事故或其他原因造成的残疾，导致个体受挫感特别强烈，有的甚至会改变一个人的整个精神面貌和性格。有的因意外导致毁容或躯体致残而丧失生活信心，甚至导致自杀。

（5）求助、依恋和富有同情心。由于自身的疾患，需要获得社会的支持和帮助；而且往往对残疾同伴怀有深厚的同情，残疾朋友之间更乐于相互帮助。这种情感，会使残疾者容易结成有限的社会支持网络，甚至形成依恋。

68. 残疾人都有哪些意志特点?

对于多数肢体残疾人来说，残疾并没有把他们吓倒，而是给了他们发挥主观能动性、同残疾进行不屈斗争的不竭动力，因而肢体残疾人常常表现出较为顽强的意志。他们勇于克服困难，往往在学习、生活和工作中表现出惊人的毅力。由于许多肢残人有着坚强的意志，所以，他们在前进的道路上几乎没有克服不了的困难。他们不仅能跟正常人一样学习、生活和工作，甚至还能为社会作出比正常人更大的贡献。

69. 残疾人都有哪些性格特点?

孤僻和自卑是残疾人性格的普遍特点，每一种不同的残疾又有其特殊的性格特点。如盲人一般都比较内向、温文尔雅，内心世界丰富，情感体验深刻而含蓄，很少爆发式地外露情感，善思考探索；

聋哑人则比较外向，情感反应比较强烈，豪爽耿直，看问题容易注意表面现象；肢体残疾人主要表现为倔强和自我克制，他们具有极大的耐心和忍辱精神。

70. 残疾人的主要心理矛盾和冲突是什么？

作为一个心智健全的成年人，肢体残疾人也希望以一个"成人"的角色进入社会，要求取得与成年人同等的权利，要求社会承认他们的社会资格。他们喜欢独立地观察事物、判断事物、认识事物，独立地思考和行动。他们渴望独立地安排自己的学习和生活，积极组织并参与各种社会活动，喜欢与同龄人聚在一起探讨问题，交流思想，更新认识，探索人生的奥秘；喜欢自己动手解决问题，不喜欢别人过多地干扰和控制他们的言行。但是，由于某些原因，如行动困难带来的学习、就业、经济上不独立等问题，使他们需要依赖别人的帮助才能解决某些力不从心的实际问题，但他们又不愿意让人们看到这种依赖性。这就体现出独立性与依赖性之间的矛盾。

71. 什么是真正的健康？

世界卫生组织提示：健康是一种身体、精神和社会生活上的良好状态，而不指没有疾病。根据这一定义，按照科学的统计学方法推算，人群中真正健康的人和真正的患病者加起来不足三分之二，而三分之一以上的人群正处在健康和患病之间的过渡状态，世界卫生组织称之为"第三状态"，即我们常说的"亚健康"。"亚健康"是指人体界于健康与疾病之间，虽没有明确的器质性病变，但身体器官已有功能性改变。如这种状态短期内得到改善，人体可以恢复健康；反之，则会导致产生真正的疾病。

72. 性格和疾病有关吗？

在传统心理学里，人的性格（气质）可大致分为胆汁质、多血质、黏液质和抑郁质 4 种。那这 4 种性格是否都与疾病有联系呢？

（1）胆汁质类型的人通常兴奋性高，行为表现上自制力差。他们的脾气急躁易怒，态度直率，精力旺盛。这类人易患心血管方面的疾病，如冠心病、脑血管疾病、动脉粥样硬化等。

（2）多血质类型的人机智敏锐，自制力强。他们处事灵活，善于交际，适应能力强，通常人际关系处理得较好，工作生活满意度较高。这类人较少发生各类疾病（遗传性疾病除外），据统计，平均寿命比其他3种类型的人长7.5岁。

（3）黏液质类型的人安静平和，低调克制。他们通常较为胆小腼腆，做事谨慎，遇事缺乏变通能力。常被评价为性格不成熟、被动依赖、优柔寡断、缺乏自信等。这类人多易患糖尿病，而一度被医生称为"糖尿病型人格"，后来被证实也常见于其他慢性病，如高血压、肾脏问题以及皮肤疾病等。

（4）抑郁质类型的人高度敏感，他们通常自闭孤僻，常为微不足道的小事儿耿耿于怀，不善沟通，人际关系不好。这类人相比其他人群，患病几率更高，易患消化道疾病、甲状腺疾病、肝脏疾病、神经性皮炎以及各种癌症。同时，由于人际关系不好，缺乏亲友的社会和心理支持，这类人还容易患各类心理及精神疾病，是特别需要关注自身健康的群体。

73. 睡眠对健康有什么影响？

在人的一生中，大概有三分之一的时间是在睡觉。有人说，如果能把这三分之一的时间利用起来工作，那将是多么有意义的财富。其实不然，自然界的生物规律总是有其道理的。睡眠的意义则尤为重要：

（1）消除疲劳，恢复体力。睡眠期间是胃肠道及其有关脏器合成并制造人体能量物质的好时机。

（2）保护大脑，恢复精力。由于大脑在睡眠状态下耗氧量大大减少，脑细胞可以争得更多的养分进行自我修复，有利于细胞能量的贮存。

（3）增强免疫力。人体在正常睡眠情况下，能对入侵的各种抗原物质产生抗体，并通过免疫系统将其清除，以保护人体健康。

（4）保护心理健康。睡眠对于维护人的正常心理活动极为重要，正常成人每天所需睡眠时间应不少于 8 小时。若时长得不到满足，不但会影响情绪，使人烦躁易怒，还会导致注意力涣散、记忆力下降和反应速度减慢等情况，从而影响效率。

74. 因工作焦虑，常常失眠、多梦怎么办？

（1）音乐放松法。睡前抛开工作，什么都不想，听一些轻柔舒缓的音乐，把自己的全部注意力集中在音乐本身，全心感受每个音符的旋律以及其中的意境。这时，脑波会契合音乐的频率和波形，渐渐地把大脑从紧张中释放出来。只需大约半小时，你的心就会犹如沐浴一般，散发出温暖舒适的感觉。带着舒缓的心情入睡，睡眠质量会大大提高。

（2）睡前洗个热水澡。热水能够带动浑身血液循环，进而促进机体和大脑的营养供给。特别是伏案工作者久坐之后，由于循环不畅常常手脚发冷，热蒸气能帮助打开周身毛孔，对机体的淋巴系统循环和排毒有很好的促进作用。这就是为什么洗了热水澡后会觉得格外轻松和解乏。休息半个小时，待体温恢复正常以后，机体会很快放松下来，进入睡眠。

（3）自我暗示法。平躺在床上，把注意力集中在自己的躯体，调节呼吸直至深而均匀，然后开始从头到脚想象放松。先是头部，在心底默念"我现在感到头部很放松。头皮放松，额头放松，脸部放松，我的整个头部都很放松"。依此类推，用缓慢的节奏，从头到脚，一个部位一个部位地放松。大部分人在放松到双脚之前，就已经进入梦乡了。此方法源于心理学上的"生物反馈法"，原理在于用意志的努力去调节平时不受意识控制的躯体自主神经，令躯体达到状态放松。

75. 怎样读懂别人的微表情和肢体语言？

对表情和动作的研究，始于美国的行为心理学派。他们认为，大脑虽然可以控制人们外露的表情和行为，但对原始情绪始终有一个处理过程。打个比方，一个伤心的人，要装出微笑的表情，不但需要短暂的转换时间，而且装出来的微笑也会有破绽。而这些破绽和转换表情时的不自然，便是解读他内心的线索，我们称其为微表情。

肢体语言常被涵盖在微表情里，因为表情大多需要动作的配合。伤心的人装出微笑后，自己会觉得很不自在，会不自觉地用手挡住口鼻，或假装拨弄头发，以试图掩饰内心的不安。旁观者只要稍加留意，便能察觉其中的异样。

在日常生活和工作中，对微表情和肢体语言的解读有着独特的意义。比如，当人们急欲表达意见时，常会使劲向内吮吸双唇，仿佛要把它们藏起来。因此，如果你发现某位朋友或同事不断地向内吮吸双唇，不妨邀请他发表意见。又如，面临很难回答的问题或令人尴尬的境遇时，男性多喜欢触摸脸部，而女性多喜欢触摸颈部和头发。所以，当你看到同事有这样的表现时，不妨换一个话题，或换一种提问方式，以避免给对方带来心理上的不适。

76. 爱发脾气是怎么回事？

有些人火气大，爱发脾气，实际上是一种敌意和愤怒的心态。当人们的主观愿望与客观现实相悖时就会产生这种消极的情绪反应。心理学研究表明，脾气暴躁，经常发火，不仅会强化诱发心脏病的致病因素，而且会增加患其他病的可能性。因此为了确保自己的身心健康，必须学会控制自己，克服爱发脾气的毛病。

先检查一下，你是否具有以下特点，这些是易怒者的典型特征。

（1）一发火就骂人、砸东西，甚至打人。

（2）情绪反应十分简单，缺乏幽默感，不会开玩笑，对于满意的事沉默不语，对不满意的事常会通过吵架、发脾气等方式解决。

（3）面对生活中的挫折，心理防御的方式只有一种，就是发泄。

（4）对很小的事也沉不住气。

（5）火爆脾气一点就着，什么事都干得出来，当时不能自控，事后又特别后悔。

（6）听不进任何人的劝说，尤其在情绪激动的时候。

77. 如何处理你的愤怒情绪？

愤怒是可以控制的，火爆脾气也是可以改变的，关键在于掌握方法。

（1）情境转移法。当愤怒突发时，人有五种处理怒气的方法，一是把怒气压到心里，生闷气；二是把怒气发到自己身上，进行自我惩罚；三是无意识地报复发泄；四是发脾气，用很强烈的形式发泄怒气；五是转移注意力以此抵消怒气。其中，转移是最积极的处理方法。

（2）理智控制法。当你在动怒时，最好让理智先行一步，你可以自我暗示，口中默念："别生气，这不值得发火""发火是愚蠢的，解决不了任何问题"。也可以在即将发火的一刻自己下命令："不要发火！坚持 1 分钟！1 分钟坚持住了，好样的，再坚持 3 分钟！"

（3）评价推迟法。怒气来自对"刺激"的评价，也许是别人的一个眼神，也许是别人的一句讥讽，甚至可能是对别人的一个误解。这事在当时使你"怒不可遏"，可是如果过 1 个小时、1 个星期甚至 1 个月之后再评论，你或许认为当时为其发怒"不值得"。

（4）目标升华法。怒气是一种强大的心理能量，用之不当，伤人害己。提高认识，使之升华，则会变为成就事业的强大动力。要培养远大的生活目标，改变以眼前区区小事计较得失的习惯，更多地从大局、从长远去考虑一切，一个人只有确立了远大的人生理想，才能待人宽容，有较大度量，不会容忍自己的精力被微不足道的小事绊住，而妨碍对理想事业的追求。

78. 我要如何克服社交恐惧?

（1）树立主动社交的意识。要深刻意识到在这个信息化的社会里，人际交往是我们社会生活中不可缺少的活动。特别是残疾人朋友，本身生活圈子就比较狭窄，如果还一味地将自己的恐惧心理放大，会更缩小自己的交往圈子，所以就更应以一种积极、主动的心态去交际。

（2）正确看待自己的不足。"尺有所短，寸有所长"，人的价值主要体现在通过自己的努力尽可能地克服自己的缺点，发挥潜能。所以，我们要增长才能，增强社交自信心。

（3）学会有效缓解恐惧心理。应学习一些社交的技巧，弄清自己所恐惧的对象，分析恐惧产生的原因，当感到恐惧时，要学会有效地转移对恐惧的关注。

79. 有压力是坏事吗?

过大压力固然会对身心造成损害，但适度压力却是生活不可或缺的"维生素"。

（1）适度压力能提高工作效率。当一件事情是我们迫切需要完成的，或者需要花大力气才能完成时，大脑立刻开始积极调配身体资源，通过内分泌系统，在一段时间里，让人对事物的洞察力变得敏锐，注意力高度集中，身体力量和反应得到加强，对疲劳的耐受力也得到提升。如此一来，我们便能更好地完成高难度的任务。

（2）适度压力是事业的助推器。此处有险峰，必有人燃起攀登的激情，也只有历经苦难攀至顶峰，才能尽享"一览众山小"的愉悦。没有目标，便没有方向；没有压力，也就没有动力。压力是把双刃剑，它成就一些人，也摧毁一些人。一切只看挥剑的你如何运筹帷幄。

（3）适度压力对心理健康有保健功效。人类生物节律讲究张弛有度。有肌肉紧绷，才能感觉到肌肉的放松。同理，只有经历紧张的情绪后，才能尤为享受放松的感觉，各种娱乐活动也显得更加妙趣横生。

80. 压力有何表现？

在近几年被广泛关注的现象中，"压力"是出现频率最高的词汇之一。压力是指一种外来的强大影响力，其程度超越了个体心理的承受力。

在日常生活和工作中，我们不断面对各种困难和危机，因而会产生各种生理和心理的反应。比如，生理上的呼吸局促、胃痉挛、头晕、头痛、失眠、休息无法缓解的疲倦感，心理上的焦躁、忧郁，下班后仍心情紧张、不耐烦、一点小事就容易动怒等。这些都是压力引起的一系列心理和生理的连锁反应。

对压力的控制和管理，说到底，是对心态的调适。只要心态乐观自信，压力就容易自行消解。此外，还可通过欣赏音乐、体育锻炼、社交和旅游等，帮助个人消解压力。

81. 压力与疾病有关系吗？

越来越多的科学研究表明，压力和人体健康有很大关系。压力持续的时间和强度，直接影响着我们的内分泌系统、免疫系统和细胞的新陈代谢。常见压力导致的问题有：疲劳和各种疼痛（如头痛、胸痛），肠胃功能紊乱（如胃溃疡、腹绞痛、肠炎），心血管疾病（如高血压、心悸、中风），还有各种情绪症状（如焦躁、沮丧等）。压力过大的人很容易感冒或者感染病毒，同时，因为压力使人的免疫系统功能下降，也容易出现一些皮肤问题。

然而，压力并非是唯一的致病因素，我们的性格也在其中起着极其重要的作用。有的人心胸开阔，遇事乐观，自身压力容易排解，因而获病的几率就较低。有的人内向敏感，遇事悲观，容易把一些普通小事看得太重，因此患应激性疾病的可能性也就大大增加。比如，在工作中太过在乎得失的人，就会活得很累。从心理层面上说，同样的压力对他造成的伤害要远远大于别人。所以说，压力不仅仅是一种客观存在，更是一种心理感受，它不是直接在你身上压了什么重量，而是作用于你的心，借用心灵的力量与你对峙。

82. 如何管理和疏导压力？

怎样才能暂时放下压力，给自己片刻休憩呢？不妨试试以下几个简单易行的小方法：

（1）倾诉。倾诉的最佳方式不是随便找个朋友"倾倒心理垃圾"，而是通过诉说和听取他人反馈，帮助自己整理思绪。把心里沉甸甸的包袱打开，理出千头万绪，看看哪些事情值得用心，哪些事情无足挂齿。丢掉无谓的烦恼，才又能轻装上阵。

（2）抽离。可以是一次短途旅行，整个人抛开现实的烦恼，沉醉于沿途风光，尽情享受在路上的感觉。也可以是一个安静午后，约三两好友，一壶茶，天南海北地闲聊，细细消磨整个下午。这一刻，你只属于自己。让自己的心从重重压力中破茧而出，深深呼吸新鲜空气。一次抽离无需太久，却能使整个人的精神状态由内而外焕发新生。

（3）音乐。音乐是心灵的维生素，好音乐带来好状态。被学习、业绩压得喘不过气来的朋友，此时可以听听自然音乐，如《雪之梦》《情迷仙境》等，也可以听听巴洛克的圆舞曲，让我们近乎崩溃死机的大脑重新焕发活力。多听听音乐会使我们快乐起来，用快乐的心去面对新的挑战。

83. 如何提高我的抗压能力？

每个人对待压力的方式不同，因而对压力的耐受程度也不一样。有人泰山崩于前而面不改色，有人在普通的压力下便已然失态。那么在平时的工作和生活中，我们如何提高抗压能力呢？

（1）明确动机。动机对于我们做的每件事而言，都是最为重要的起点。明确为何要去做这件事，为什么坚持，为什么奋斗，为什么不能放弃。世事公平，想有所得必然要有所付出。在目标明确时，你便觉得这份付出尤为值得，也就甘于承担随之而来的压力。

（2）乐观自信。心态与抗压能力的关系最紧密。自信和乐观好比跋涉在沙漠里的人所需的水源，只要拥有它们，便拥有了源源不断的生命能量。在大的压力面前，要看得开，扛得起，相信前路无限好。保持这样的心态才能让人走得更远，看得更远。

（3）转移压力。找到一种最适合自己的减压方法，可以唱歌跳舞，可以看书写字，可以听音乐、看电影，可以吃美食、品美酒。不论哪种方式，让自己快乐最重要。不时地卸下"包袱"歇一歇，再度启程时才能活力无限。

84. 为什么我总是因为小事发脾气？

在日常生活中，类似的例子并不少见。在地铁里，常能见到两个人为一件小事争得面红耳赤，甚至大打出手。虽然在生活中，极端情况几乎极少发生，但隐藏的危机并不少。很多时候，很小的一件事，或者别人无心的一句话，会在瞬间激怒我们，几乎让我们无法自控地爆发。事后想想，也觉得不可思议，那个几乎失态的人真的是我吗？

究竟是什么让我们在那个瞬间如此不理智？ 一般来说，原因有两个。一是来自多重压力的累加，情绪持续一段时间得不到舒解，让人陷入一种焦虑、无助、烦躁的心境中，这是我们情绪失控的最主要原因。在这样的心境下，任何一个小的摩擦都可以成为你爆发的导火索。另一个原因，在于"小事"本身，它虽不严重，但足以唤起你所有的负面情绪。其实，这是我们心理的自我保护机能借机把过大的压力宣泄出去，让原有的烦躁有所减轻的一种途径。

当我们发现自己容易为小事发脾气时，不用自责，只需静静地坐下来，做几个深呼吸，想象压力随呼出的空气排出体外；闭上眼睛让自己放空几分钟，想象自己平常冷静平和的样子。如果条件允许，听几首舒缓的音乐也会让你放松许多。易怒情绪的出现，其实正是大脑在提醒我们，压力已经濒临极限，应赶快给心情放个假。

85. 残疾人都有哪些工作潜能？

每个生命都拥有无限的可能，区别在于个体是否有意识主动发现和挖掘这种可能，从而释放出属于自身的独特生命潜能。在西方，从盲诗人荷马，到双耳失聪的大音乐家贝多芬、全身瘫痪的大科学家霍金，再到双目失明、全身瘫痪的大作家奥斯特洛夫斯基；在中国，从受了腐刑的司马迁，受了膑刑的孙膑，到盲人阿炳，以及坐着轮椅在文字之境中自由驰骋的史铁生，还有无数个用缺损的身体书写生命奇迹的可爱的人们。他们战胜了身体的残缺，生动地展示了生命的潜能。他们的生命和迸发出的生命潜能值得每个人思考。

86. 残疾人如何找到自己的工作优势？

罗曼·罗兰说："一个人的特色就是他存在的价值，不要勉强自己去学别人，而要发挥自己的特长。"当上帝给你关上一扇门的时候，同时也为你打开了另一扇窗。

从身体存在的形式及功能上看，残疾人在某些方面有缺陷，但是他们其他的健康器官常常能得到更好的发挥，从而对他们起到很大的补偿功能。残疾人可以利用他们的比较优势在一些行业里创造价值、作出贡献。如盲人可以做按摩工作，可以发挥他们触觉比较敏感的优势，在传统脉学上作出突出贡献，而他们听力上的优势还可以使其听清比正常语速快几倍的话语，在一些特殊行业中可以发挥其优势；肢体残疾人可以进行文学创作或做一些需要耐心的手工艺品。残疾人朋友需要把目光集中在发现和最大限度地发挥自身具有的长处和比较优势上，而不是过分聚焦在自己的不足和缺陷上，自怨自艾，怨天尤人。

87. 残疾人就业有哪些比较优势？

（1）较好的工作人格。残疾人由于就业难于健全人，所以他们更珍惜自己的工作机会，他们往往更忠诚，责任心更强，对工作的专注度高。

（2）对工作认真，有钻研精神，踏实勤劳，学习动力强，有超常的耐心。由于身体限制，残疾人的注意力更容易集中，较少受到其他信息的干扰，能够长时间地对自己的工作进行钻研。

（3）上进心强，学习欲望高，迫切改变命运，学习动力大。

（4）富有同情心。由于自身的残疾，残疾人更能够理解他人的不易，在意别人的看法，更具有同情心。为人谦虚、真诚，有感恩意识。

（5）意志力强，抗挫折能力强。相比于健全人来说，具有更加顽强的意志、非凡的毅力和自强不息的精神。

（6）内生比较优势突出。为了能够在社会上生存，很多残疾人在比较优势领域具备一技之长。

（7）政策优势。我国规定所有机关、团体、企业、事业单位应当雇佣比例不低于1.5%的残疾人，雇佣有就业能力的残疾人意味着用人单位满足国家的要求，节省就业保障金。在同等条件下，对于健全人和残疾人都能胜任的工作，残疾人有优先于健全人选择就业岗位的权利。

88. 视力残疾者有哪些就业优势?

盲人手部触觉灵敏、听觉发达，在按摩、调音、语音服务等领域有着特殊的优势。

盲人按摩分为两种，一种是盲人保健按摩，还有一种是盲人医疗按摩，目前全国盲人医疗按摩机构达 1637 个、保健按摩机构 5000 个，就业加起来是 13 万人。创办于 1958 年的北京按摩医院，是中国现代盲人医疗按摩的发源地，有 80 余名盲人医师在北京按摩医院从业。

利用视力残疾者听觉发达等这样一些优点，1990 年中国残联给中国的盲人引进了另一条就业道路，即钢琴调律，现在已经培养了一批盲人调音师。另外，在一些社会公益组织的帮助下，一些盲人已经走上了保险业客户服务呼叫中心的岗位。

同时，视力障碍的人在播音领域也能贡献自己的一份力。在北京，视力残疾者已经做出了自己的播音节目，他们对声音、文字的独有意义的赋予与掌控，使得节目在电台里情感更加饱满，流畅自然，深入人心。

89. 听说能力残疾者有哪些就业优势?

听说能力残疾者通常形象思维大大优于抽象思维。他们用眼睛观察和审视事物的能力很强,对于色彩及造型设计方面常常会别出心裁。从事与艺术或美学相关的工作是他们的主要就业渠道,例如美容美发、陶瓷、花艺、绘画、纺织、刺绣、工艺品制作、动漫开发、平面设计、网页设计等。工作中由于听力的障碍,他们较少受外界的干扰,他们比健听人工作起来更专心,可以很长时间专注于一件事情上,同时又能做到耐心认真,这是他们相比于健全员工的最大优势,例如数据录入、文字校对等。

90. 肢体残疾者有哪些就业优势?

肢体残疾人是残疾人中感官最为健全的人群,除了行动不方便以外,几乎能胜任所有工作,因此他们是残疾人中就业的主力军。他们的特点是自尊心强,踏实肯干,有冲劲,主动寻求认同。其中还分为先天残疾和后天残疾,先天残疾人的特点是性格坚韧,吃苦认真,敢想敢做;后天残疾人的特点是动力强,思维很开阔,努力证明自己的价值,在就业培训学习的过程中态度积极主动。

适合肢体残疾者的岗位很多，修锁配钥匙、修鞋、修电器、修手机、数据录入、个体摊位经营、副食店、网店，甚至创业都有可能。由于城市中工伤、事故等原因，后天的肢体残疾人也在增多，他们有着很强的上进心，辅之以恰当的培训，会是一个强大的价值创造团体。

91. 残疾人如何能够提升自己的就业能力？

（1）要对自己的残疾程度和文化水平等做一个客观的评估。正视自己的身体状况，给自己一个客观的自我定位，设立合适的就业目标。也就是说，就业期待不要太低，同时也不要眼高手低。

（2）要自信，保持积极乐观的心态。残疾是不能改变的现实，但是残疾人可以发挥自主性，在工作中发挥自己的特长，赢得他人的尊重。现阶段有些歧视残疾人的现象不可能完全得到消除，但残疾人不能因为别人异样的目光就产生逃避、消极抵抗的心理，与此相反，残疾人更应该在工作岗位上展现自己的闪光点，努力做到让别人刮目相看。

（3）要培养广泛的兴趣爱好，融入到社会中去。有些残疾人在求职中或工作中容易产生焦虑、急躁等负性情绪，这就需要残疾人多交朋友，多和人沟通，多培养业余的兴趣爱好，这能够让他们转移注意力，从过度关注自己内心转向关注外界，不让自己长期沉浸在不良的情绪状态下。

92. 在我国，残疾人接受高等教育的主要途径有哪些？

在我国，残疾人接受高等教育主要有两种途径，一种是参加普通高考，进入一般高等院校就读，另一种是参加为残疾人专门设置的特殊高等教育招生考试，进入特殊高等教育学府或普通高等院校为残疾学生单独设立的院、系、班就读。

目前，高等院校主要招收三类残疾学生，即肢体残疾、听力残疾及视力残疾的学生。由于这三类残疾考生存在不同的教育需要，因此为他们设置的专业以及设计的课程计划也有所不同。

目前，专为盲生开设的专业主要包括乐器演奏、按摩、针灸推拿学等。专为聋人开设的专业有电气安装、会计、美术、计算机开发、广告设计、制图、建筑设计、园艺等。

93. 如何做好职业规划？

职业生涯是指一个人一生连续担负的工作职业和工作职务的发展道路。职业生涯设计要求根据自身的兴趣、特点，将自己定位在一个最能发挥自己长处的位置，以最大限度地实现自我价值。一个职业目标与生活目标一致的人是幸福的，职业生涯设计实质上是追求最佳职业生涯的过程。成功的人生需要正确规划，你今天站在哪里并不重要，但是你下一步迈向哪里却很重要。

（1）了解自己。你需要审视自己、认识自己、了解自己，并做出自我评估。自我评估包括自己的兴趣、特长、性格、学识、技能、智商、情商、思维方式、道德水准以及社会中的自我等内容。

（2）明确目标。每个人眼前都有一个目标。这个目标至少在你本人看来是伟大的。没有切实可行的目标作驱动力，人们很容易对现状妥协。制定自己的职业目标并没有想象的那么难，只要考虑一下你希望在多少年之内达到什么目标，然后一步一步往回算就可以了。目标的设定要以自己的最佳才能、最优性格、最大兴趣、最有利的环境等信息为依据。通常目标可分为短期目标、中期目标、长期目标和人生目标。

（3）适时调整。影响职业规划的因素有很多，有的是可以预测的，而有的难以预测。要使职业生涯规划行之有效，便需不断地对职业生涯规划进行评估、修正，以适应环境的改变，同时作为下轮职业规划的参考依据。

94. 如何适应一个新环境？

无论是初涉职场的员工，还是已有一定工作经验而换新岗位的人都有可能在不同的工作环境遇到挫折。在新的工作岗位上如何起跑，决定了今后的比赛状况。因此，新员工如何保持积极的心态并迅速进入工作角色、适应工作环境对其职业成功发展有毋庸置疑的重要意义。影响新员工适应环境、进入角色的客观因素为新的物理环境。缓解不适应的几点做法有：

（1）注意情绪调节，减少、消除不良情绪给心理不适应带来的强化作用；

（2）正确看待挫折，客观评价自己和进行自我激励，消除不适应；

（3）利用好入职培训——抓住融入单位的好机会；

（4）克服浮躁心态，踏踏实实做好手头事；

（5）处理好人际关系。

95. 职场新人如何进行自我心理调节？

生活中总是会有各种压力，生活的压力让人困扰，工作的压力让人日夜难安。职场上的人们如果不想让自己总处于焦虑和烦躁状态，就应该找到缓解压力的方法。

（1）保持良好的心态。要明白不管在学业、职场还是生活中，遭遇挫折在所难免，生活不可能是一帆风顺的，重要的是我们应及时调整好心态，寻找问题根源，寻求解决方案。同时还应学会控制自己的情绪，以平常心去面对一切艰难险阻，并懂得在必要的时候给自己减压。

（2）学会倾诉和沟通。寻找倾诉的对象，将心中的郁积一吐为快，这能达到心理释放的效果。与朋友聚餐、喝咖啡，彼此倾诉，获得对方的指点、宽慰。与父母、家人相聚，共享天伦之乐，也有助于忘却心中烦恼。

（3）多出去走走。可以选择一些适合的地方出去走走，不要一个人待在家里闷闷不乐，走出去会使巨大压力所产生的憋闷心情得到释放，继而增加自己的生活乐趣和对美好生活的热爱之情。

96. 成就感来源于哪里？

成就感指一个人做一件事情或者做完一件事情时，为自己所做的事情感到愉快或成功的感觉。

成就感的来源应有两类：外部评价和内部评价。两者的显著区别表现为：内部评价比起外部评价更加容易获得，且内部评价对成就动机实现的过程中积极性情绪干扰及消极性情绪的产生都远小于外部评价。也就是说，成就感主要来源于自己的内心。

97. 如何持续保持工作热情？

很多职场人对于职业倦怠症往往故意视而不见，以为像感冒一样能不治而愈。事实上，不找出真正原因，往往会让自己愈来愈不快乐，严重的话也许会陷入难以自拔的抑郁症中。

以下方法是解决职业倦怠症的良方：

（1）换个角度，多元思考。学会欣赏自己，善待自己。遇挫折时，要善于多元思考，"塞翁失马，焉知非福"，适时自我安慰，千万不要过度否定自己。

（2）休个假，喘口气。如果是因为工作太久缺少休息，就赶快休个假，只要能暂时放空自己，就可以为接下来的战役充电、补元气。

（3）适时进修，加强实力。职业倦怠很多情况下是一种"能力恐慌"，这就必须不断地为自己充电加油，以适应环境带来的压力。

（4）适当的运动是减压的绝佳方法。运动能让体内血清素增加，不仅能助眠，也易引发好心情。

（5）拓展支持系统。除了同事和家人，要有其他可谈心的人际网络，否则容易陷入持续的负性思维。

98. 如何在工作中不断成长？

不要因为今天工作轻松而高兴，要为今天成长了而高兴；不要因为今天工作中偷懒成功而高兴，因为你其实正在被淘汰。我们每天都应该问自己一个问题：今天我拥有什么？

日起日落，一天就这样过去，时间就是这样简单。如果时间是成本，那么今天我们的收获是什么？是知识的增长、友谊的加深、事业的进步、感悟的积累，还是一天的工资，抑或一句感叹："又一天过去了！"很多时候，我们没有时间成本的意识，所以总会挥霍今天而毫无愧疚，更无如何度过今天的计划可言。如果把时间当作投资，那么毫无疑问，我们的收入预算就应该在今天之前已经做好。当每一天都事先有了安排，有了衡量收获的尺度，那么每一天都会有成就感。虽然计划经常赶不上变化，但是在没有变化的时候，计划是条理的依据，在出现变化的时候，计划是做事的参考。不管怎样，如果要"成长有理"，制订一个合理的计划还是很有必要的。

为自己工作，让自己成长，为自己负责，请选择用美丽的角度看待工作。

99. 面对孤独情绪时，我该怎么办呢？

这是残疾人朋友普遍存在的一种情感体验。由

于生理上或心理上有某种缺陷（如听力言语残疾者
的言语障碍、肢体残疾和视力残疾者的行动障碍、
精神残疾者的社交障碍），你是否因为活动的范围大
大减少，人际交往的对象有限，随着时间的累积很容
易产生孤独感？随着年龄的增长，你的这种孤独体
验是否会日益增强？

心理学研究发现，良好的人际关系，尤其是良
好的亲密关系，包括夫妻、亲人、朋友等关系的融洽
是人生幸福快乐最重要的因素。当人们的人际交往
行为进行顺利时，个体就会感受到安全、温暖和自
信。当这种交往受挫时，个体就会感到孤独、无助、
焦虑和恐惧。残疾人朋友的人际关系对自身的心理
健康是至关重要的，残疾人朋友需要在心里看重自
己，不卑不亢，不过分在乎别人的评价。与人相处
能够客观地了解和评价他人，积极与他人真诚沟通，
就容易得到别人的理解和认同，建立起融洽和谐的
人际关系。

100. 我是残疾人，我能找到真正的朋友吗？

全国有很多残疾人朋友，同样经历着身体残缺

给生活带来的不便，同时也同样经历着一次又一次克服困难带来的成长，原来我们并不孤单。在这个残疾人朋友的大家庭里，充满了积极向上的正能量，每当遇到困难时，我们都能从这个大家庭中汲取信心和力量，让我们怀抱梦想继续努力前行。在这条路上，你走得并不孤独，只要你愿意抬头看，就会发现你的周围有很多人和你一样，都在努力生存，心怀希望，创造属于自己的幸福生活！

第三部分

家庭篇

101. 健康家庭的标准是什么?

从社会角度来看健康可以分三个层次:个人健康、家庭健康和社会健康。其中家庭健康是重要的组成部分。因为家庭是社会的细胞,家庭健康不仅是个人身心安宁、事业成功、生活幸福的源泉,而且还是社会健康的基石和保证。现实中要做到家庭和睦,夫妻恩爱,敬老爱幼,其乐融融,并不是很容易。

每个家庭都有不同的背景,如经济状况、教育、职业、住房和邻居等都不一样。同一家庭内,各个成员之间的性格也各不相同。在这之中,家庭背景并不是影响家庭幸福的关键。每个家庭成员之间的关系和对家庭的态度才能对家庭健康产生深远影响。下列因素是一个健康家庭所必备的:

(1)每个成员能把自己的家庭看作是一个生活在一起的小团体。大家彼此合作,努力去维护这个团体的安定。作为家庭中的父母,应该清楚认识到自己的职责,要共同负责全家的事务。在处理家庭问题上要互相理解,互相配合,特别是在对子女的教育上,有相同的步调和原则。

（2）在家里所有成员都能轻松交谈、沟通和表达意见，共同处理家庭事务。不以粗暴的方式来解决问题。

（3）全家既要保持一个亲密的整体，又要允许每个成员能独立自主地发展。特别是子女长大后，父母要帮助他们逐步摆脱对家庭的依赖，开始走向自己的世界。

如果一个家庭缺少以上各因素，就有必要进行家庭调整，否则就可能出现家庭问题，引发个人心理问题和家庭危机。

102. 爱情能带给我们什么？

寻觅到一个让自己心动的、愿意为之付出努力的对象，会激发出残疾人内心的能量和光彩。

首先，爱情的感觉会给人带来很强烈的幸福感受。从生物学上来说，大脑内会分泌更多引起快乐的多巴胺，许多正性的情感也会随之产生。残疾人可能因此感到前所未有地充满动力，感觉每天都很新鲜，心里充满快乐和幸福，这种正性情感对残疾人的身心是很有利的。

第二，爱情的感觉会让残疾人更努力地自我提高和奋进，希望将自己变成一个更好的人，有了更强的追求卓越的力量，内心生发的爱的滋养会让自己更有奋斗的动力。

103. 甜蜜的爱情有哪些特点？

心理学家罗伯特·斯滕伯格认为爱是由激情、亲密和承诺三要素组成的动态变化的不等边三角形。当人沉浸在由亲密和激情组合而成的浪漫之爱时，会强烈地迷恋对方，拥有令人眩晕的幸福感，但常常伴随情绪的急剧转变。激情容易随着时间冷却，接下来爱情将发展成为稳固温馨的伴侣之爱，它主要由亲密和承诺组成，伴侣之爱相对平和，是深沉的情感依恋，能够经受住时间的考验。

104. 恋爱之前要做哪些准备？

学会自立自爱：爱他人之前，残疾人要学会先爱自己。

（1）生活中学会关照自己的需要，掌握基本的自理能力。很多残疾人需要家人的照顾，在此基础上，残疾人可在自己的能力范围内培养自己的自理能力，让自己保持整洁，品味每一餐饭的滋味，处理、解决生活中的基本问题。

（2）学会一门技术或磨炼一项技能，找到自己赖以生存的根本。很多残疾人不敢追求爱情是不相信自己有能力可以过两个人的生活，对自己不自信。因此，让自己从劳动和努力中体会到成就感，并逐步提升自己应对世界的能力是进入一段新关系的基础。

（3）自爱既要关照自己的身体需要，也要关照自己的心理需要。在生活中，残疾人要学会察觉自己喜欢什么，不喜欢什么，并多关照自己的需求。爱自己是慢慢学会接纳自己的缺陷。爱自己是对自己的身体嘘寒问暖而不是让其挨冻受饿，是对情绪安慰抚摸而不是胡乱发泄。自我满足、自我接纳让人呈现出的状态也会反过来影响寻找另一半的过程。自己呈现饱满的状态，自己接纳自己，他人才可能被吸引。

105. 恋爱时会有怎样的变化？

残疾人往往会很珍惜自己的爱人和爱情，为此会付出更多的努力。

（1）积极提升自己。爱情是一种动力，激发出一个人生命中最积极、最有生命力的能量，渴望在爱情中变得更好、更美。有的残疾人在伴侣和爱情的鼓舞下，更注意锻炼和恢复自己的身体状态，开始学习着装打扮以及如何更得体地整理自己、关注外界的事物和动态，或是在创造个人事业上有更坚定的目标。

（2）更珍惜另一半对自己的好，更易满足。残疾人深切体会无伴的苦楚，也更能品味到有人分享、有人陪伴的甜蜜，对自己拥有的一切表达感激。自己虽然无法用健全的四肢去品味世间风味，恋人却像一扇窗，给自己打开一个新的世界。

（3）艰难中体会爱情的美好。残疾人恋人要一起面对生活、工作、人际关系各方面可能产生的困难，包括工作不易、家人反对、朋友偏见等等。残疾人情侣会在这些困难中经历冲突、沟通以及一起解决问题的各个阶段。一起面对困难并成功克服困难，往往如同苦尽甘来甘更美，两个人更了解彼此的性格与需求，也因共同目标有了队友般坚实的默契。

（4）用心用力地陪伴。残疾人对人心的察觉是很敏感的，更容易察觉到伴侣的情绪变化，能够及时反应。残疾人不一定能给对方丰厚的物质条件或五彩斑斓的爱情体验，但却会用心用力地陪伴在恋人身边，谱写质朴真挚的恋爱篇章。

106. 走入婚姻前需要做好什么准备？

（1）正确认识婚姻。很多人在考虑步入婚姻殿堂前还未真正思考过婚姻到底是什么。要在婚姻关系中收获自己的幸福，首先要正确认识什么是婚姻。

（2）调节婚前的负面情绪。首先，对婚姻感到恐惧的残疾人最好给自己留好一段充分的时间来调节自己的负面情绪，要明确自己焦虑的问题所在，去重新审视这些问题，并根据问题选择应对的策略。

（3）与父母坦诚沟通。父母的担忧与反对往往是担心子女无法过上好日子，理解了父母的这一层意思能促进残疾人与父母的沟通。父母也希望儿女获得幸福，但是他们心中可能还会存有一丝疑虑，因此关键在于让父母相信自己可以获得幸福。

（4）避免闪婚。婚姻是人生的重大抉择，在婚姻的问题上容不得半点马虎。残疾人能找到一个相爱的伴侣很不容易，在寻找爱情的过程中要切忌渴望快速结婚、避免夜长梦多等操之过急的想法。步入婚姻殿堂前要对对方有深刻的了解，否则一方心急主动求婚，另一方则只是渴望快速结婚以逃避孤独、愈疗伤口，两个人还没弄清楚状况就结合，对双方来说都是巨大的伤害。

107. 如何保持婚姻长久?

婚姻中遇到的很多问题没有绝对的对与错，关键是看婚姻中的双方如何相互理解、相互体谅、相互妥协。通常遇到冲突时，残疾人会有几种反应的方式：

（1）回应。即接受对方的沟通邀请，愿意与对方一同讨论当下的问题。

（2）拒绝。即拒绝对方的沟通邀请，直言相告自己不愿意再继续讨论或沟通。

（3）回避。即不知道如何面对，选择逃离当下和伴侣，来让问题慢慢过去。拒绝是最伤害感情的一种方式；回避会将问题拖延，容易在两个人的心里埋下心结，婚姻中两人天天生活在一起，及时将问题说明和解决是最好的方式。

（4）赞美伴侣暖人心。俗话说"良言一句三冬暖，恶语伤人六月寒"，两个人生活在一起应多多关注对方的积极面，多表达。这会让两个人的心距离更近。残疾人朋友与爱人在生活中互相扶持，有时将注意力转移到对方做得好的部分，给对方点点头、竖个大拇指，也会让对方心感温暖，心怀感激。生活是艰难的，两个人互相的赞美以及积极关心却可以为平淡的生活添加色彩。

108. 为了孩子一定要维持不爱的婚姻吗？

什么样的感情才能称作爱情？对于这个问题是没有最终答案的。对于已经或正在经历离婚的人们，他们之前的感情并不能称之为爱情，只是某些特定条件下异性间的相互吸引和好感被他们误认为爱情而走向了婚姻。随着时间的流逝，近距离的接触把双方的神秘外衣无情地剥去，袒露在对方眼前的是一览无余的缺点和毛病。没有了相互的吸引和好感，没有爱的生活也就走到了尽头，留下的只是无情的争吵和折磨。

退一步海阔天空。如果没有孩子，这样的生活还是早一点结束的好。但是如果已经有了孩子，很多夫妻在考虑离婚的时候就会有很多纠结。一方面是没有爱的生活，另一方面是对孩子的责任，这让无爱的两个人备受折磨。为了孩子，需要那些正在或准备离婚的人们深思下面几个问题：

（1）离婚是最好的解决方法吗？是否真的必须离婚？

（2）离婚之后，什么样的安排是对孩子最好的？双方不能因为有情绪而对孩子以后的生活不管不顾。而应该冷静下来，对孩子以后的生活进行规划。

（3）如果真的想离婚，要保护好孩子，不要让离婚对孩子造成伤害。要对孩子诚实，父母都很爱他（她），但是父母不能在一起生活了，但是他们永远都是孩子的爸爸和妈妈。让孩子不要陷在因父母离婚"失去"爸爸或妈妈的恐惧当中，避免对孩子造成伤害。

对于无爱的婚姻来说，离婚也许是比较好的选择。如果是为了孩子，两个不再相爱的人继续生活在一起，对孩子也未必就是好事。所以就需要两个人好好考虑，冷静安排孩子以后的生活，在解决自身问题的同时一定保护好孩子的心灵，让他们免受父母离婚的伤害。

109. 残疾人只能找一个残疾的伴侣吗？

很多残疾人由于自身的缺陷，便认为以自己这样的条件也只能找一个残疾的伴侣。这种想法其实是不对的。残疾人与健全人结合，最后过上幸福的生活的例子在生活中也有不少。事实上，每个人无论他的生命存在着哪方面的残缺，他的身上都有闪光点，都有值得别人喜欢的东西，都可能吸引异性。他们所享受的婚姻的实质与健全人是一样的。因此，不要因为自己是残疾人就放弃寻找幸福的机会，不管是残疾人与残疾人结合还是残疾人与健全人结合，只要男女双方互爱和珍惜，能够共同面对和处理生活中的困难，可以相伴到老才是幸福的。

110. 如何获得和保持和谐的性生活？

长期以来，人们由于传统观念的影响，往往"谈性色变"。其实，性是夫妇生活中相当重要的一环，家庭的和谐与否，性往往扮演着决定性的角色。和谐的性生活是健康家庭生活的重要组成部分。

夫妻间有无性生活、性生活质量的高低，对夫妻关系有着直接的影响，因为它会影响人的思想情绪和生理情绪，而当这种情绪积攒到一定程度时，就有可能导致夫妻矛盾激化。

我国有媒体曾对离婚当事者做过一次社会调查，发现六成以上都是起因于夫妻性生活长期不和谐引起夫妻矛盾激化从而导致离婚的。可见性生活的和谐对于良好夫妻关系的建立与维持起着重要作用。

那么什么是和谐的性生活呢？性生活达到轻松、自如、动情，能获得最大快感，双方都感到满足，此即性和谐。反之，如果性生活对其中的任何一方造成思想负担，毫无兴趣，乃至感到厌恶，那就是不和谐。和谐的性生活能增进夫妻感情，反之，则影响夫妻感情，甚至造成家庭不稳定。

性与爱本是连在一起的，无爱的性是冷漠的，无性的爱是苍白的。既然两人相爱，在发展到一定时期是需要用性来表达的。性既是爱的证实，也是爱的升华。和谐的性生活可以使家庭生活顺畅，使人心情愉快，缓解精神上和现实中的压力。

111. 如何建立良好的亲子关系？

（1）让孩子活出自我。残疾人家庭的亲子关系往往是相互依赖，孩子从小背负着家里的重担，因此更应注重培养孩子成为独立的个体，活出精彩的自我。

一是重视孩子的教育。既要重视学校的知识教育，也要重视自己言传身教对孩子做人做事的影响。

二是培养成长的内部动机。最好的学习和成长动机是内部动机，内部动机来自事情本身能激发的动力，注重孩子在学习中获得的乐趣和成就感，多鼓励孩子的进步。

三是让孩子自由地成长。在中国，许多父母会把自己未完成的愿望加在孩子身上，或者按照自己的意愿限制孩子的发展，这些都有害孩子的身心健康，使之难以成为独立的个体。独立一方面在于孩子自身的能力发展，另一方面也在于父母是否能够独立。

（2）发展孩子的社交能力。残疾父母小时候与同伴的交往常会因为身体原因而有所减少，社会交往能力大多比一般人弱，孩子难以从父母身上直接学到社会交往能力。

一是学习相关的社会交往技能，并教给孩子。尤其注重教育孩子学会做人，与他人以诚相待、理解他人。同时注重保护自己，建立自信，在与同伴交往中不卑不亢，明白自己与其他家庭的孩子没有什么不同。

二是让孩子正确认识自己的优缺点。鼓励孩子与志同道合的同伴交往，友好地对待孩子的朋友，并注意保护孩子的安全。

（3）自身心理调节。在培养孩子的同时，更要注重自身的身心健康调节，既有利于正确地关爱孩子，给孩子更强的成长力量，也有利于减轻孩子的负担，让孩子更自由地健康成长。

一是注重自己的身心健康，例如坚持健康的饮食和作息、经常锻炼身体、积极调整心态、学习相关心理学知识等。

二是在抚养孩子的过程中寻求生命意义，与孩子共同成长。孩子是父母生命的延续，爱是给孩子成长最大的力量，而对孩子的爱也是自身成长最大的力量。

112. 如何正确地表扬孩子?

有的家长认为赏识教育就是表扬孩子，不管他做了什么都要表扬他，这是对赏识教育片面的看法。很多家长喜欢用"很棒""很乖""很好"之类的词语去赞赏孩子。"棒""乖""好"都是抽象的字，本身的意义只是反映家长的主观标准，孩子无法从中理解和学习到正确的自觉行为。另外，当孩子做好了自己分内的事，例如默写得到 90 分，或者画了一幅很好的图画时，如果家长只赞扬孩子："你真棒！"只是强调孩子的成功结果，这会带来新的问题——很多孩子没有耐性把事情做好，但同时又喜欢家长的称赞。这样的孩子容易养成"走捷径"的行为模式，甚至采用一些不老实的办法，只求用成果得到称赞。这种性格的孩子长大后会追求幸运、没有踏实的行事作风、做事华而不实、只求表面，又不能吃苦、没有耐性、对事情不肯做深入研究。

　　赏识教育中赏识孩子的行为结果可以强化孩子的行为，赏识孩子的行为过程可以激发孩子的兴趣和动机，创造环境可以为孩子指明发展方向，适当提醒可以增强孩子的心理体验、纠正孩子的不良行为。例如当孩子默写得到 90 分，家长在称赞他得到这个成绩的过程的同时，更要强调这个过程比成绩更为重要。家长应该不断地表示"只要有这样的过程，成绩并不十分重要"的看法。例如可以这样说："默写得了 90 分真是太好了。我看这全是因为你在默写考试前一晚上专心温习，没有看电视，充分准备的结果，真是值得啊！"这会令孩子慢慢建立注重过程的态度，肯用时间去研究和改进，愿意一次又一次地去做同样的事。这样孩子累积了较多的经验，成绩自然会更好。

113. 如何惩罚孩子？

　　违反规则要受到惩罚，这是帮助孩子建立规则、实现社会化的重要过程。

　　惩罚并不等于就是打骂，棍棒教育是父母对孩子权利的剥夺。他们不肯倾听孩子的心声、不愿去了解孩子行为背后真正的目的，而是将自己的愿望、需求强加于孩子，希望孩子能完成他们未完成的心愿。当孩子不按照他们的方向前进时，父母愤怒、焦虑、失望的情绪就会发泄在孩子身上。实行棍棒教育的父母都说是为了孩子好，这其实是父母不能控制自己情绪的结果，孩子沦为了父母情绪宣泄的工具。这样孩子会产生逆反心理，亲子关系出现隔阂，使孩子失去自信，甚至造成孩子说谎、暴力倾向等问题，不能达到塑造良好行为的结果。打骂孩子并非合适的惩罚方式，如何惩罚应是与孩子共同商量的结果，是以孩子能接受，但又能起到小惩大诫作用的方式进行，比如一晚不能看电视、不能吃零食等。这是对孩子尊重，但又能帮助孩子约束行为。

处于盛怒或其他不良情绪状态时，应避免处理孩子的过错。惩罚不是目的，每一次错误都是孩子成长的一个机会。家长表明感受，可以提高孩子理解别人的能力；与孩子共同商量解决办法，可以提高孩子解决问题的能力；让孩子承担错误结果，可以提高他对自己行为负责的能力；而不当的处理方式会给孩子造成心理上的阴影。棍棒教育只是一种简单粗暴的方式，教育孩子需要家长的爱心和智慧。

114. 家庭内对教育孩子意见不一致会导致哪些问题？

（1）使父母的威信降低，破坏家庭教育的效果。孩子总是认为，大人的话就是正确的，尤其是在自己眼中有威信的人说的话就一定是正确的。因此，当父母的教育意见不一致，尤其是在孩子面前发生争执，甚至彼此否定对方的时候，就会破坏自己在孩子眼中的形象，降低自己的威信，会使孩子对父母产生失望的情绪，从而影响教育的效果。

（2）削弱孩子自我控制能力的发展。自我控制能力是指一个人控制和支配自己行为的能力，这种能力是从小逐渐形成并发展的，并且需要父母的帮助和支持。当孩子出现一定的行为后，如果父母一致肯定或否定，他就会知道自己正确与否，并学会在新的环境中继续或停止、改正这种行为，从而发展自我控制能力。但如果父母意见不一致，孩子再次遇到同样的问题，他根本就不知道自己究竟应该怎样做，更谈不上有意识地改正自己的行为。

（3）容易使孩子不明是非。孩子太小，他的是非判断标准来自于成人，尤其是父母。在家庭中父母产生分歧的时候，他往往会觉得胜利一方的观点就是正确的，而事实上也许并非如此。长此以往，小孩的是非观会变得模糊，甚至颠倒是非。

（4）影响孩子的心理健康。当父母教育观点不一致时，双方容易发生争执，甚至争吵，家庭气氛变得紧张。小孩也许并不知道你们在吵什么，但他知道父母是因为他而发生了争吵，有的胆小、内向的孩子会因此感到惶恐不安。在以后的日子里，为了不使父母发生争吵，孩子常常会谨小慎微。即使在家庭中、在父母面前也不能表现出他的天性，生怕因为自己的不小心又使父母发生争执。孩子在如此的自我压力下，成长受到影响，尤其是在心理健康方面。

其实，夫妻之间没有绝对的对与错，大家都是为了把孩子教育得更好，又何必起冲突呢？应该首先打开心胸，放下自己所坚持的意见，去倾听一下对方在说什么，然后再心平气和地去讨论。这样不但可以避免无谓的冲突，也有利于让家庭教育理念更加正确、全面、深入，进而找到对孩子最有利的教育方法。同时孩子也会觉得这个家庭无比温暖，能给他充足的安全感。

115. 父母教育孩子不一致时应该怎么办？

在教育孩子的问题上，父母不仅要有爱孩子的心，更要有科学的育儿方法，当父母意见出现不一致时，可以参照以下的做法：

（1）学习教育知识，掌握科学教育方法。父母在家庭中的社会角色不仅仅是教育者，同时也是终生学习者，要通过多种途径学习怎样做父母。许多以往被认为是真理的教育观念，现在已经被证明是不恰当的，甚至是错误的，因此，父母急需学习新的正确的知识，及时改变自己的教育观。在教育过程中，父母要不断进行反思、体验和观察。每个孩子、每个家庭都是不同的，父母要结合自家的实际情况，不断改进教育方式。

（2）破除"自以为是"的心理。当在教育孩子的问题上产生分歧时，大多数人都会认为自己是对的，而对方是错的。应该避免这种认识和心理，以免造成争吵。

（3）注意情绪控制，当孩子在场时尽量避免正面冲突。双方各自都认为自己才是对的，很容易发生争执。这时，控制自己的情绪就显得很重要了。当你认为对方不对时，最好能够心平气和地商量。如果你觉得自己无法控制情绪，那就暂时避开，等事后再好好交换意见。

（4）有意识做约定。夫妻双方可以做一个约定——不要当着孩子的面发生争执。一旦发生父母教育意见不一致的情况时，先把孩子带到另外的地方，然后两人再沟通。

（5）用实际情况来说服对方。当一方不得不用"道理"来说服对方时，就让事实来说话吧。要增加说服力，生动的事例是不可少的。平时要多看看书，多收集儿童教育方面的成功案例，也可以在你们都熟悉的范围内多留意他人的成功经验和做法。如果你确信自己是对的，而对方还在怀疑或犹豫时，你也可以说服对方照你的观念来做。只要你有理论或实际的依据，目标明确、考虑周密，对方一般会考虑配合你。而一旦你的做法取得了好的效果，对方也就会心悦诚服了。

116. 怎样做才是尊重孩子？

一方面，要遵循孩子成长发展的自然规律。无论是孩子的生理发展还是心理发展，均有其内在规律。同时，每一位父母都希望自己的孩子将来学习好、工作好、生活好。受此心愿的影响，我们越来越急切地想让孩子提前学习各种文化知识，以便他们将来进入学校后学得更好一点，更轻松一点，将来走得更顺利一些。但是，如果违背了孩子成长发展的自然规律，往往会把事情弄得很糟，这样不仅达不到父母的预期效果，还会影响孩子的正常发展。

另一方面，要给予孩子一定的自主空间。现在的孩子受父母支配太多、指责太多，家长往往把自己太多的想法强加给孩子，望子成龙、望女成凤是很多家长的期望，强制性灌输给孩子太多的知识，剥夺了孩子游戏和自我探索的时间和机会，这是不尊重孩子的表现。有些家长自认为是爱孩子，把所有诸如吃饭、穿衣的琐事都包办下来，剥夺了孩子锻炼自理能力的权利，这也是不尊重孩子的表现。

同时，孩子由于过早地承受太多的学习压力，从而早早地失去了童年的乐趣，没有正常孩子那样的欢乐，这将影响他们的社交能力和其他各种能力的发展及心理发育，他们很难发现自我价值。

117. 怎样洞察孩子的情绪？

什么是理解？不是明白孩子的语言，也不是明白孩子的想法，最根本的是理解孩子的情绪。心理学家说："终其一生，也只有自己最了解自己。"也就是说，我们每个人都有属于自己独特的内心世界，并非我们所有的观点都能得到别人的认可。但情绪是人类所共通的，也唯有情绪是可以被理解，也是最需要被理解的。

理解需要冷静。尤其是当孩子有愤怒、沮丧、悲观的情绪时，爱子心切的父母往往控制不住自己的关心，看见孩子沮丧就匆忙出谋划策，看见孩子抑郁就匆忙劝其开心，其实这些都只停留在道理层面上。由于情绪阻碍了孩子处理问题的能力，这些道理他都听不进去。所以，父母需要冷静，优先疏解孩子的情绪，当你从情绪而非冷冰冰的讲道理入手时，孩子就能感受到被理解。

理解需要一些经验。父母除了关心孩子的起居生活，更重要的是关心孩子的心理感受。朝夕相处间，留意孩子的脾气秉性，及时发现一些情绪上的蛛丝马迹，不要日积月累地压抑。当你敏感地发现孩子情绪上的变化，并及时表达你的关切时，孩子也会感受到被关心、被理解。

理解最重要的是需要"爱"。其实所谓理解就是将心比心，理解孩子的情绪最重要的是把自己放在孩子所处的情境中，而不是空谈道理。想象一下，如果一个孩子兴高采烈地跟你谈论自己想当流浪歌手的理想，是用你的理性告诉孩子"这不好"，还是告诉孩子"如果我是你，也可能喜欢当歌手"，这二者哪一个更能让孩子觉得父母是可敬可亲的呢？

118. 从心理上如何应对住房压力？

中国人的传统观念以及许多人"无房不婚"的家庭需求等都是年轻人急于买房的主要原因。很多人都认为只有买到的房子住着才踏实，租房住总有一种寄人篱下的悲惨感觉，严重缺乏安全感。

一项有趣的调查却显示，买房者的睡眠情况较租房者差。近五成买房者每月平均有 5 天睡眠少于 5 小时。心理压力过大、加班等是造成睡眠少的主要原因。入睡困难、睡后易醒或失眠多梦，甚至不能自主入睡，需借助安眠药才可入睡等各种问题，正成为"房奴"最头疼的问题。

很多时候在有关住房的财务问题上，人们更担心的不是短期内变化不定的房价，而是长期盘踞在内心的一种感受——即价格昂贵的房子对成功的人生来说必不可少。对于购房者而言，买房前应量力而行。在漫长的还贷过程中，应调整心态，合理减压。遇到"压力过大"导致生理和心理上的变化，应及时求助专业人士或专业机构。

119. 如何避免让工作的负面情绪影响到家人？

（1）养成习惯，把工作留在单位。从下班的那一刻起，完全放下工作。与工作有关的资料全部留在单位，与工作有关的事情统统不想。一些职场人士都准备两只手机，一只专门用于工作，另一只用于和家人联系。下班以后，果断关掉工作手机，让本应休息的时间真正属于家人和自己。

（2）下班路上自我调节。下班的路上其实可以做许多事。听听音乐，看看新闻，玩玩手机游戏，帮助自己放松。如果白天在单位真的憋了满腹牢骚，不妨先跟家人或朋友打个电话，诉说一下心头的委屈。如此，在你到家之前，情绪就已经得到了宣泄和释放，即使还有余怒未消，不小心在家里流露出来，也会得到家人的理解。

（3）到家后的情境放松。一到家就马上让自己放松，换上平时爱穿的宽松衣服和舒适的拖鞋、冲个热水澡等。照着平日的习惯，怎么舒服怎么来。告诉自己，在温暖舒适的家里，什么都不需要担心，情绪也会跟着慢慢放松下来。在客厅和卧室显眼的地方，别忘了放上温馨的全家福照片，如果你还忍不住要对家人发火，那就看看照片吧，也许心会柔软下来。

120. 面对即将离去的亲人，我该怎么办？

人在不同的年龄阶段，对生和死、对生命的认识，从无法理解到知道后的抗拒，再到逐渐接受，这个过程就像一道美丽的弧线，逐渐对生命有了全新的认识。苦痛与死亡可以让彼此都获得成长——逝者能够将自我更好地整合，处理心灵上那些未完成的事情，让自己真正地放下，不带遗憾地平静离去；生者可以让自己单纯地爱，去思索人生的意义与价值，从而变得更为悲悯、善良和完整。面对死亡，我们能做的是：带着爱，带着对生命的珍惜，懂得生命的意义，陪伴将要离去的人。

我们是陪伴者，可以选择这样的交流方式：首先，帮助他作判断，听从他的决定；其次，知道他的渴望，尽可能满足他；最后，还要让他觉得生命有价值，知道亲人对他的珍惜。温暖地鼓励他尽可能表达自己的想法、恐惧和情绪。坦诚不退缩地披露情绪可以让他顺利转化心境，学习静静地倾听和接受。

121. 我要怎样处理大家庭和小家庭的关系?

大家庭与小家庭的关系，如婆媳关系、与岳父母关系，真是剪不断理还乱。那如何处理好大家庭与小家庭的关系呢?

（1）谁家父母来了，另一方要多些积极主动的关注与照顾，多陪伴对方的父母说说话，或是外出游玩。谁的父母来了，谁都会与自己的父母走得近些，仿佛回到了自己的原生家庭，另外一方不免会觉得自己有些被冷落，此时，夫妻双方要照顾彼此的情绪，不能让另外一方觉得自己被冷落了。

（2）在大家庭与小家庭的关系中，谁来照顾孩子，怎样照顾孩子常会成为一个焦点。父母与子女在照顾孩子的问题上会有差异。小家庭的父母觉得自己有一套科学的育儿方式，大家庭的父母认为自己的方式也不错。这时，争执在所难免。发生这种情况时，小家庭的父母不要认为不同的方式就是对立的。听听父母的建议，也许可以互补。

（3）岳父母的关系与公婆的关系不是对立的。这应是小家庭的夫妻要秉承的理念，自己应该先替对方家庭着想。这里有一个基本的假设就是双方都是善意的。如果总是想对方家庭是自私的，问题可能就复杂了。记得有些小家庭的夫妻常为"给父母买多少礼物"、"为何你家的礼物比我家的贵重"而争执，这就太没有必要了。对于一对平等的夫妻来说，两个家庭都是同等重要的，不能厚此薄彼。关键是小夫妻双方要有明确的约定或是默契，不要等到忍无可忍才爆发。因为中国人一般将自己与父母联系得很紧，认为父母是自己的一部分，如果对方不尊重自己的家，就是在贬低自己，其内心的体会与感觉可想而知。

122. 残疾人家庭成员要注意什么？

作为残疾人的家庭成员，首先要认识到自己是他们的精神支柱，家人的态度将会对残疾人朋友造成极大的影响。如果家庭成员对他们失去了信心，他们就更会觉得自己活着没有任何意义。因此，家人积极乐观的态度也会感染残疾人朋友，使他们以更积极的心态去面对生活。此时，残疾人的家庭成员可以用"甜柠檬效应"来进行自我调适，例如，他们可以想"虽然亲人残疾了，但是至少他还活着，只要活着就会有希望"。他们还可以用改变认知方式来调整自己的心理，比如"事情已经发生，在这残酷的现实面前，一味的痛苦不会起任何作用，那就只好以积极的态度去面对它，慢慢地去调适自己的心态了。"

第四部分

社 会 篇

123. 面对歧视，我该怎么办？

歧视，是人类社会中普遍存在的一个现象。它不仅仅是针对残疾人，每个人都可能会遇到或产生歧视。只是随着社会文明的进步，歧视现象有所改观，如歧视的范围缩小、程度降低、负面作用减小等。所以，面对歧视，不必太过不满或者愤怒，因为这些不良情绪并不能使情况有所改观，反而还会干扰人正常的心态。

因此，我们应正视歧视的存在。别人怎么看待自己，你决定不了，但你自己不可以看不起自己，证明自己的最好方式就是通过努力为社会创造更大的价值。残疾人虽然在有些方面存在着缺陷，但同样有参与社会生活的愿望和能力，通过努力同样可以为社会创造更多的价值。而且，很多残疾人在某些方面比健全人做得都好，所以残疾人朋友们没有必要因为少数人的歧视而使自己陷入痛苦的深渊。

124. 什么是"新残疾人观"？

社会应以辩证发展的眼光看待残疾人，残疾是一种客观实在，它的存在和发展是辩证的；残疾有其自身的发生、发展和消亡过程，是发展的客观实在。在社会主义新时期下，我们在对待残疾人时应该博爱生命，树立平等的生命观；以人为本，树立正确认识残疾人的世界观；立足现实，培养积极向上的人生观；完善自我，致力自我实现的价值观；以及探求心灵，追寻精神至上的幸福观。

125. 如何辩证地看待残疾?

树立正确认识残疾人的辩证观念，要认识到残疾人是一种相对性的存在。著名作家史铁生先生说："盲人是想看看不见，肢体残疾人是想走走不了，那么健全人呢，是想飞飞不起来。"残疾无非是一种局限，健全人也有局限。健全人也有不同的优势和劣势，健全人之间的局限也是不同的，我们所羡慕甚至嫉妒的东西，就是我们的缺陷和局限所在。而且，这种相对性不仅仅体现在外在的身体形式上，当从内在的心理反观每一个人的时候，这种相对性会更明显，身体健全的人未必比身体有障碍的人心理健全。

126. 如何从发展的角度看待残疾？

残疾有其自身的发生、发展和消亡过程，是发展的客观实在。比如，在我们的一生中，谁也不能保证残疾不会落到自己身上。即使没有意外的发生，但从出生那一天起，我们每一个人的身体就已经注定要走向衰老，会不断地受到损坏。因此，对每个人而言，残疾甚至是一个必然发生的事实，谁都有可能在明天成为残疾人。用发展的思维认识残疾，一方面是不要对今天的残疾人存有偏见，要理解和尊重他们；歧视今天的他们，很可能就是歧视明天的自己；另一方面更是为自己未雨绸缪，如果对残疾人已经形成正确的观念，即使未来遇到身体功能障碍，心理上也能泰然处之。

127. 残疾人和健全人对社会的价值有区别吗？

每一个生命都具有相同的尊严和权利，残疾人也不例外，他们有自己的奋斗精神和创造能力，有参与社会生活的愿望和能力，同样是社会财富的创造者。在生命价值的体现上，健全人和残疾人没有区别，尊重别人的生命价值也就是尊重自己；但同时我们也要认识到，现实中残疾人确实承担了特殊的痛苦，也面临着特殊的挑战，为了与健全人一样做好一件事情，他们往往需要付出成倍的努力。这些特殊的困难与挑战是残疾人的特殊局限所带来的，但并不意味着残疾人在生命的价值以及对幸福的渴望和追求方面与健全人不同。

128. 如何能够寻找到幸福感？

每个人都有追求幸福的权利，对幸福的渴望和追求一直深深植根于每个人的心里，无论健全抑或残疾。事实上，生命中一些重大的悲痛与丧失经常能够使人觉醒，让人体会到一种本真式的存在。在心理学上，这叫"觉醒体验"。很多濒临死亡的晚期癌症患者，非但没有陷入麻木的绝望，反而发生了积极而深远的变化。他们放弃了生活中无关紧要的琐屑之事，重新安排了生活的重心；他们主动选择不做违背心意的事情；他们花时间与至亲至爱更深地交流，对生命中原本平常的事物，比如变换的四季、美丽的大自然充满了感恩，而这些感受就铸成了幸福感。

129. 如何看待他人异样的眼光？

不管是不是残疾人，都会有被人异样和歧视的眼神观望的时候，比如太穷了，比如不结婚，比如脸上长痘了，比如不生小孩等等，可能你觉得没有你的情况这么严重，但是在大家的眼中实际上都没有什么区别，只要不符合一般常理的状态，大家就会忍不住抒发一下自己的感想。所以，我们要理解，同时也不必在意别人的眼光，要活出自己的精彩，勇敢地走出去。

130. 残疾人真的需要同情吗？

很多人认为，残疾人是值得同情的。什么样的人会被别人同情？答案是弱者。残疾人是弱者吗？不一定！其实生活中，每个人都有软弱的一面，正如月有阴晴圆缺一样，每个人都客观存在优势和劣势。残疾人只不过身体上有了缺陷，并不能说明这样的人就低人一等，是弱者。"同情"这个词本身就带有不平等性，而残疾人也是人，和世界上所有的人一样，都是平等的。没有人愿意被别人同情。身体上的残缺其实没有什么，绝不能让自己的精神和思想变得残疾。

131. 如何找到我的优点？

对残疾儿童的研究发现，人的中枢神经系统可塑性非常大，在人的早期发展过程中，如果某种感官、肢体或神经系统机能遭受损害或发育不足，就会出现身体机能的重新组合和部分肢体的代替功能，并得以矫正或修复。这种发展过程与正常发展过程有所不同，是一种特殊的发展过程，即器官系统的代偿能力和肢体间的代替能力。

（1）人体器官系统的代偿能力。为了应对生存的挑战，当人体的某些器官固有的生理机能丧失后，通过科学的康复训练后会再度恢复，或者把相关器官的感觉功能的潜在能力充分挖掘出来。例如，盲人阿炳、歌手萧煌奇和杨光等人能够完成复杂美妙的音乐创作，他们主要靠敏锐的听觉和振动觉等来精准地把握声音的响度、音调和音色，用人体的其他器官感觉功能代偿失去的视觉功能；还有邰丽华、汪伊美、史淑吟等听力残障者，通过机体振动觉对节奏的感知，以及视觉对空间方位距离的判断，完成精彩绝伦的舞蹈动作，她们用视觉和振动觉等功能代偿了听觉功能的缺失。

（2）肢体间的代替能力。人的上肢代替下肢的功能，或者下肢代替上肢的功能。例如双上肢残障者可以用脚代替双手吃饭、写字、穿衣、操作电脑等。除了日常自理能力，甚至还发展出一些特长，例如绘画、弹钢琴、游泳、潜水等。这些能力的发展并不是一出生就会，而需要长期的科学训练。

132. 如何在社会中发挥残疾人的优势？

身体如同一架精密的仪器，功能强大，既能感应到什么部分出了问题，又能够及时修复。残疾人朋友们需要用这份坚定的信念，相信并倾听身体的智慧。身体和心灵是互相联系的，身体不仅能感受到消极的信念，也能感应到积极信念，不妨时常静下来听听身体的声音，向其发送积极的信息。残疾人朋友在成长过程中，虽然有很多不利的因素，但也因此带来了很多新的动力和积极的影响。身体的不利因素让他们下更大的决心，付出更多的努力，意志也会比一般人强大。残疾状态除了对心理带来积极影响，还能对生理带来积极影响，例如机体的代偿能力和肢体之间的代替能力，这些特殊的能力常常让人们惊叹身体蕴藏的巨大能量和可能性。人的身体是一个完整统一的有机体，不同的科学研究都表明，人的各种感官系统彼此联系、共同发挥功效。

133. 如何克服自卑、拥有自信？

残疾人朋友由于自身的残疾很容易产生自卑感、无用感。因此，残疾人朋友想要获得幸福的生活和健康的心理状态，就需要克服身体缺陷给心理带来的自卑感，拥有自信。

（1）接纳自己。接纳自己目前的身体状况，能够如实地看待自己的身体缺陷，既不指责自己，也不指责他人和环境。

（2）信任自己。学会信任身体，信任心的直觉，信任自己能够汲取宇宙智慧的能力。一朵花的生命是短暂而脆弱的，一个大意的脚步、一个干燥的冬天、一次狂风暴雨都会决定花朵的生死。然而每天早上，我们看见花朵依然美丽地绽放。当残疾人朋友勤于开垦自己的心灵花园时，将会像花儿一样，每天早晨起来又拥抱新的一天，带着最美丽的姿态开始新的生活。

（3）开放自己。生命中有很多事情充满了不确定性，所有的事情，无论美好或可怕都会发生，允许自己接纳生命的不确定性，开放自己。信心不是盲目地相信自己永远不会跌倒或者永远不会失败，或者保证生活中每件事情都称心如意。信心包括开放自己，拓宽自己的意愿，愿意变通，愿意犯错，愿意从错误中学习。

134. 我国目前都有哪些残疾预防举措？

1949 年以来，特别是改革开放以来，我国人口健康水平和残疾人生活状况发生了举世瞩目的变化。随着老龄化、工业化和城镇化等发展步伐的加快，我国依然面临着较大的残疾风险。如何加强残疾预防，采取有效行动减少残疾的发生和发展，已成为我国残疾人事业发展的一项重大任务。2008 年，《中共中央国务院关于促进残疾人事业发展的意见》（中发〔2008〕7 号）明确指出要"建立健全残疾预防体系。制定和实施国家残疾预防行动计划。"这为做好当前和今后一个时期的残疾预防工作指出了明确目标，我们必须采取实际行动予以贯彻落实。

135. 我国的残疾预防工作都取得了哪些成就？

经过数十年的努力，在党中央、国务院的高度重视下，随着我国经济发展、社会进步、医疗卫生水平的提高和残疾人事业的快速发展，残疾预防工作取得了显著成就。通过优生优育、计划免疫、补碘、新生儿出生缺陷干预等有效措施，脊髓灰质炎、营养不良后遗症和药物致聋等传统致残因素得到控制，有效地预防了部分残疾发生；通过开展肢体残疾矫治手术、精神病综合康复防治、聋儿语训等重点康复工程，900多万残疾人得到不同程度的康复，减少减轻了数百万例残疾的发生和发展。同时，我们初步探索出适合国情的残疾预防工作模式和经验。

136. 我是残疾人，我可以融入这个社会吗？

残疾人社会融合有三个层面的意义：

一是社会的融合，残疾人可以以一般社会成员的身份参与到政治、经济、社会和文化生活中，融入主流社会的人际关系和社会交往。

二是文化的融合，即思想认识和价值观念的融合，残疾人的存在让人们对生命更加尊重。

三是心理的融合，社会用平等的眼光看待残疾人，残疾人用平和的心态面对社会，相互认同和接纳。

对于残疾人朋友而言，首先要有开放的心态和乐观的态度，克服自己的自卑、孤独、敏感等不良情绪，然后学会相信自己、相信别人，学会发现自己的优点并不断鼓励自己是可以的，最后努力生活来实现人生的价值。

参考文献

1. 程凯 . 加强残疾预防是发展残疾人事业的一项重大任务［J］. 残疾人研究，2011（1）.

2. 吴文彦，历才茂 . 社会融合：残疾人实现平等权利和共享发展的唯一途径［J］. 残疾人研究，2012（3）.

3. 雷风，董慧 . 谁动了我的幸福？——从积极心理学角度浅析主观幸福感影响因素［J］. 第五届中国心理学家大会 .

4. 曾晶 . 怎样调节职业倦怠症［J］. 安全与健康（上半月版），2007（01）.

5. 柳妍 . 从心理学定义看心理学学科构建［J］. 南北桥，2013（6）.

6. 章剑和 . 别总把事情拖到最后做［J］. 家庭医药，2009（11）.

7. Seligman M E P. Csiksizentmihaly M. 2000. Positive Psychology:An Introduction. American Psychologist. 55; pp.5–14.

8. 宋国萍，闫洪丰．残疾人就业力［M］．中国盲文出版社，2015.

9. 陶国富，王祥兴．大学生积极心理［M］．华东理工大学出版社，2005.

10. 陈弘道，李永超．心理问题解析与对策［M］．安徽科学技术出版社，2004.

11. 严梅福．大学生心理健康教育［M］．湖北科学技术出版社，2004.

12. 李红．心理学［M］．西南师范大学出版社，2004.

13. 唐平．医学心理学实用教程［M］．四川科技出版社，2005.

14. 李瑛．惯守本能的毛毛虫：奇妙的心理效应［M］．重庆出版社，2011.

15. 韩玉．幸福是一种心态［M］．中国长安出版社，2009.

16. 刘兵．失眠的中医调补［M］．湖北科学技术出版社，2008.

17. 傅文录．失眠防治300问［M］．中国中医药出版社，2004.

18. 陈彦方. 睡眠障碍一本通［M］. 吉林科学技术出版社，2010.

19. 朱彤. 改变人类生活的心理定律全集［M］. 当代世界出版社，2006.

20. 苏东水. 管理心理学［M］. 复旦大学出版社，1992.

21. 牧之. 心理健康枕边书［M］. 北京工业大学出版社，2004.

22. 马晓琴. 心理健康［M］. 西安出版社，2005.

23. 海风. 每日遇见好心情［M］. 当地世界出版社，2006.

24. 牧之. 心理调节自助读本［M］. 新世界出版社，2007.

25. 付涛. 另眼看管理［M］. 中国经济出版社，2006.

26. 何鑫. 如何与陌生人打交道：与陌生人交往的42条心理学原理［M］. 企业管理出版社，2010.

27. 潘慧莉. 秘书实用心理学［M］. 浙江大学出版社，2011.

28. 廖桂芳. 心理咨询理论与实践［M］. 电子科

技大学出版社，2005.

29. 庄晞简. 你不可不知的 60 个心理定律［M］. 企业管理出版社，2010.

30. 西武. 金科玉律：改变人生的 18 条黄金法则［M］.中国纺织出版社，2006.

31. 翟文明. 不可不知的 50 个生活法则［M］. 蓝天出版社，2006.

32. 朱士鸣. 生活中的趣味心理［M］.上海辞书出版社，2010.

33. 高少卓. 做自己，是最深刻的反叛［M］.北京北大方正电子出版社，2014.

34. 彭洁，赵向明. 认清自我：世界 500 强企业 100 套经典测评题［M］.海天出版社，2007.

35. 宋晓丽. 快速改变自己［M］.漓江出版社，2006.

36. 春建. 成功热气球 事业全方位测试与解读［M］.当代世界出版社，2001.

37. 王革，刘伟. 大学生职业生涯规划［M］.西北农林科技大学出版社，2008.

38. 李中莹. 亲子关系全面技巧［M］.华文出版

社，2002.

39. 牧之，张震. 教子要读心理学：让孩子做最好的自己［M］. 新世界出版社，2007.

40. 韩磊. 教育好孩子的 50 个关键［M］. 武汉大学出版社，2011.

41. 心理学的简史. 搜狐［EB/OL］.（2016-10-30）［2019-06-08］. http://m.sohu.com/a/117620066_464088.

42. 教师心理问题的自我调适. 豆丁网［EB/OL］.［2019-10-12］.https：//www.docin.com/p-1821037575.html.

43. 神经病、神经症和精神病的区别. 百度文库［EB/OL］.（2018-06-29）［2019-08-08］. https://wenku.baidu.com/view/5345b085d0d233d4b14e69db.html.

44. 人的四种气质类型. 搜狐网［EB/OL］.（2018-01-09）［2019-10-26］. http://www.sohu.com/a/215582508_529012.

45. 情绪管理活动计划. 百度文库［EB/OL］.（2018-06-30）［2019-10-08］. https://wenku.baidu.com/view/4a6f9f8c6529647d2728526f.html.

46. 心理学中各种常用的效应、定律. 百度文

库［EB/OL］.（2016-05-29）［2019-09-20］. https://
wenku.baidu.com/view/248982feed630b1c58eeb533.html.

47. 世界上最神奇的30个经典定律. 360文库
［EB/OL］.（2019-10-21）［2019-11-10］. http://
www.360doc.cn/article/52414501_868161641.html.